世界银行贷款卫生九项目妇幼卫生部分

特困人群医疗救助资料汇编

Collection on Medical Financial Assistance

主　编　陈　娟　段明月

主　审　朱宝铎

北京大学医学出版社

图书在版编目（CIP）数据

特困人群医疗救助资料汇编：世界银行贷款卫生九项目妇幼卫生部分/陈娟，段明月主编．—北京：北京大学医学出版社，2008
ISBN 978-7-81116-454-1

Ⅰ．特… Ⅱ．①陈…②段… Ⅲ．贫困—阶层—妇幼保健—医疗保健制度—资料—汇编—中国
Ⅳ．R197.1　R17

中国版本图书馆 CIP 数据核字（2008）第 017126 号

特困人群医疗救助资料汇编

主　　编： 陈娟　段明月
出版发行： 北京大学医学出版社（电话：010-82802230）
地　　址：（100083）北京市海淀区学院路 38 号 北京大学医学部院内
网　　址： http：//www. pumpress. com. cn
E - mail： booksale@bjmu. edu. cn
印　　刷： 北京佳信达艺术印刷有限公司
经　　销： 新华书店
责任编辑： 李小云　**责任校对：** 金彤文　**责任印制：** 张京生
开　　本： 787mm×1092mm　1/16　**印张：** 8　**插页：** 2　**字数：** 188 千字
版　　次： 2008 年 4 月第 1 版　2008 年 4 月第 1 次印刷　**印数：** 1－2000 册
书　　号： ISBN 978-7-81116-454-1
定　　价： 28.50 元

特困人群医疗救助资料汇编

编撰人员名单

主　编　陈　娟　段明月

主　审　朱宝铎

副主编　王晓华　钟　军

参编人员　（以姓氏笔画为序）

王　萍　吕　柏　杜万群　杨旭东
杨肖息　张　伟　罗云花　罗秋生
罗嗣国　凯塞尔·阿不都吾甫
胡茹珊　姜玉珠　徐敬菊　黄玉珍
黄　轩　彭　峰

序

世界银行贷款卫生九项目妇幼卫生部分是我国继世界银行贷款综合性妇幼卫生保健项目（简称卫生六项目）实施后开展的又一个综合性妇幼卫生保健外资合作项目。1999 年 7 月中国政府与世界银行签署了该项目的信贷协议，1999 年 11 月该项目在项目地区正式启动，整个周期超过 10 年（其中包括近两年的准备期），即将于 2008 年 6 月结束。该项目覆盖吉林、湖南、海南、贵州和新疆五个省（自治区）中的 107 个县（市），受益人口约为 5064 万人。项目共使用世界银行软贷款 3500 万美元，动员国内地方政府配套资金近 1.5 亿元人民币。该项目以提高基层妇幼卫生服务和管理能力，改善妇女健康状况，促进儿童身心发育，降低项目地区孕产妇死亡率、5 岁以下儿童死亡率和 5 岁以下儿童营养不良患病率为总目标，在以下六个领域中开展活动：(1) 孕产妇和儿童保健综合服务；(2) 家庭与社区参与和健康教育；(3) 妇幼卫生服务管理和管理信息系统；(4) 卫生人员培训；(5) 贫困家庭中的孕产妇和儿童的医疗救助；(6) 中央级支持活动。

目前项目已经执行了 8 年多，在各级项目管理及实施单位工作人员的共同努力下，取得了一定的成效。项目通过为基层妇幼卫生人员提供专业知识和技能培训、改善基层妇幼保健院和乡镇卫生院的医用设备和业务用房，提高了基本妇幼卫生保健服务的质量和效率；通过开发适合当地需求的健康教育材料，开展多种形式的健康教育活动，使项目地区的家庭有机会获得必要的健康知识，逐步地建立有利于健康的行为；通过开展妇幼卫生服务管理方面的培训，改善了项目地区妇幼卫生服务计划与协调的技能；通过逐步地建立和完善现有的妇幼卫生信息系统，改善了项目地区妇幼卫生系统中的监督和控制能力；通过开展贫困孕产妇和儿童的医疗救助工作，改善了基本妇幼卫生保健的公平性和可及性，提高了妇女和儿童利用基本妇幼保健服务的能力。

截至 2006 年底，项目的主要目标已经基本实现，比如：项目地区的住院分娩率由 2000 年的 53%上升到 2006 年的 81%，孕产妇死亡率由 2000 年的 105.8/10 万下降到 2006 年的 56.4/10 万，婴儿死亡率由 2000 年的 33.8‰下降到 2006 年的 14.7‰，5 岁以下儿童死亡率由 2000 年的 43.0‰下降到 2006 年的 18.4‰，5 岁以下儿童中重度营养不良患病率由 2000 年的 17.5%下降到 2006 年的 3.1%。

卫生部国外贷款办公室作为项目的中央级项目管理机构与本项目中央级专家组共同编纂了卫生九项目妇幼卫生部分的系列丛书。本套丛书汇集了项目不同领域活动开展的主要成果和经验，并将项目终期总结评估方面的报告也纳入其中，希望能够全方位、多视角地为读者展示卫生九项目的产出和成效，并与从事妇幼卫生和项目管理工作的同仁们一起分享卫生九项目的经验，为今后开展类似的项目提供借鉴。

本套丛书的编写得益于项目中央级专家组成员以及项目省、地、县三级管理和专业人员的大力支持，在此一并表示衷心感谢。

卫生部国外贷款办公室

2007 年 12 月　北京

前　言

特困家庭中孕产妇和儿童的医疗救助计划（以下简称医疗救助计划）是世界银行贷款卫生九项目妇幼卫生部分为改善贫困人口的妇幼卫生服务利用而设计的一项重要内容。该计划旨在通过特困人群医疗救助基金和资金补偿机制的建立，提供给特困家庭妇幼医疗保健方面的直接经济援助，从而提高贫困家庭中妇女和儿童的医疗服务和保健服务的利用，改善妇幼卫生健康状况，降低孕产妇和儿童死亡率。

卫生九项目开始以来，中央到地方各级都十分重视医疗救助工作的开展。各项目地区以中央方案为蓝图，结合当地特点建立起医疗救助基金，并制定了相应的资金补偿机制。医疗救助计划的实施使部分贫困家庭的孕产妇和 5 岁以下儿童在寻求妇幼保健和医疗服务的同时得到了一定的经济补偿，深受广大项目地区群众的支持和欢迎，在一定程度上推动了当地妇幼保健工作的开展，取得了一定的成绩。项目实施对当地的卫生工作产生了积极的影响，部分项目地区将卫生九项目中医疗救助的理念结合到正在开展的新型农村合作医疗工作中去，将住院分娩等医疗服务纳入到新型农村合作医疗的补偿范围中，使医疗救助计划的可持续发展得到了保障，也使更多的孕产妇能够直接受益。

为了更好地总结项目实施的经验，卫生部国外贷款办公室组织召开了“卫生九项目妇幼卫生部分特困人群医疗救助经验交流会”，会上各项目省和部分项目县介绍了各自因地制宜开展医疗救助工作的情况，并和与会代表共同分享了工作过程中的经验和教训，使与会人员深受启发。为了更好地推广项目理念，为今后的工作和研究提供参考性的资料，我们把会议的交流材料和中央级开展医疗救助应用性研究的结果一并收集起来，经整理和修订后形成了本汇编。本汇编共分为经验介绍、应用性研究、项目实施总结等三个部分。汇编中既有经验，也有研究成果；既有对遇到问题进行的分析，也有根据实际情况提出的建议。本汇编不仅是工作报告，也是实践上升为理论的总结，更是今后同类工作的重要参考，对于国家和各地区更好地开展贫困人群医疗救助具有重要的实际意义。

对于从事基层工作的人员而言，这些经验的产生和总结实属不易，这种工作的精神和成绩应该受到鼓励。因此，我们要衷心地感谢在基层工作的同志们，包括许多做了大量实际工作但由于篇幅限制未被列入编写人员名单的同志们，正是他们多年的努力才成就了本汇编的出版。

此外，本汇编在编写过程中得到了卫生部国外贷款办公室领导、卫生九项目妇幼卫生部分中央级专家以及各级项目管理人员的大力支持，华中科技大学同济医药管理学院的方鹏骞教授对汇编内容也提出了十分宝贵的意见，在此一并表示感谢。

由于时间和水平所限，本汇编难免有不妥之处，敬请读者见谅并不吝赐教！

陈娟　段明月

2007 年 12 月于北京

目　录

第一部分　项目地区情况介绍

项目省报告

贵州省世行贷款卫生九项目特困人群医疗救助工作报告……………………………… 2

海南省世行贷款卫生九项目特困人群医疗救助工作报告……………………………… 9

湖南省世行贷款卫生九项目特困人群医疗救助工作报告 …………………………… 14

吉林省世行贷款卫生九项目特困人群医疗救助工作报告 …………………………… 17

新疆维吾尔自治区世行贷款卫生九项目特困人群医疗救助工作报告 ……………… 19

项目县报告

贵州省普安县世行贷款卫生九项目特困人群医疗工作情况 ………………………… 27

贵州省黔西县世行贷款卫生九项目特困人群医疗工作情况 ………………………… 31

海南省保亭县世行贷款卫生九项目特困人群医疗工作情况 ………………………… 35

海南省三亚市世行贷款卫生九项目特困人群医疗工作情况 ………………………… 39

湖南省耒阳市世行贷款卫生九项目特困人群医疗工作情况 ………………………… 45

湖南省芷江县世行贷款卫生九项目特困人群医疗工作情况 ………………………… 59

吉林省桦甸市世行贷款卫生九项目特困人群医疗工作情况 ………………………… 62

吉林省辉南县世行贷款卫生九项目特困人群医疗工作情况 ………………………… 66

新疆维吾尔自治区玛纳斯县世行贷款卫生九项目特困人群医疗工作情况 ………… 70

新疆维吾尔自治区疏附县世行贷款卫生九项目特困人群医疗工作情况 …………… 74

第二部分　医疗救助应用研究

贵州省农村贫困妇幼人群医疗救助模式可持续性研究 ……………………………… 80

第三部分　卫生九项目经验总结与启示

卫生九项目妇幼卫生部分特困人群医疗救助实施经验总结和启示………………… 105

附件一　卫生九项目妇幼卫生部分特困家庭中孕产妇和儿童的医疗救助实施方案……… 111

附件二　医疗救助资金测算……………………………………………………………… 114

附件三　卫生九项目贫困医疗救助部分工作照片……………………………………… 117

第一部分

项目地区情况介绍

贵州省世行贷款卫生九项目特困人群医疗救助工作报告

贵州省卫生厅卫生九项目办

一、基本情况

特困人群医疗救助（Medical Financial Assistance，简称 MFA）是世行贷款卫生九项目中改善贫困人口妇幼卫生服务利用的一项重要内容。通过建立针对特困人口医疗救助的医疗救助基金，并通过建立补偿机制，提供给特困家庭妇幼医疗保健直接的经济援助，以提高特困家庭中妇女儿童医疗保健服务利用，改善妇幼健康状况。

在我省实施卫生九项目的 22 个县中，65％是国家级贫困县，同时实施“降低孕产妇死亡率和消除新生儿破伤风”（简称“降消”）项目县的有 16 个县，截至 2006 年同时实施新型合作医疗的有 8 个县，其中贫困人口占项目县总人口的 35.8％，贫困地区妇幼卫生服务利用不足的重要原因是贫困人口支付能力低下。据各县基线调查统计资料表明，在贫困地区，95％以上的农民是自费医疗。在安顺市卫生局对 100 户农民家庭调查资料表明，87％的家庭是借钱看病，在患病未就诊和未住院者中，89％是由于经济困难而无力支付。提高贫困家庭对基本妇幼卫生服务支付能力的一项重要措施，就是以政府为主、民间为辅，向一定数量贫困家庭中的孕产妇和 5 岁以下儿童提供免费或部分补助的妇幼保健服务，医疗救助的实施直接体现了人本位和公平性，也体现了国家对人民健康权的关注。

二、省级开展贫困医疗救助的管理工作

2001 年 3 月省项目办根据卫生部《卫生九项目特困人口医疗救助指导原则》，结合我省实际情况制定下发《贵州省卫生九项目特困家庭中孕产妇和婴幼儿医疗救助实施意见》。2001 年 4 月举办了卫生九项目县制定医疗贫困救助方案的省级培训班，并就贫困医疗救助有关工作进行部署，要求每个县当年在 2 个乡开展试点工作。各项目县根据各自实际情况制定县级医疗贫困救助方案，对试点乡目标人群进行摸底调查，确定贫困救助对象并张榜公布和发放贫困救助证明卡。省级对各县“医疗贫困救助方案”进行了审定，并在各县开展试点的基础上确定 7 个县作为贫困医疗救助的示范县。2001 年全省 19 个项目县开展了贫困医疗救助试点工作，各县成立了贫困医疗救助管理机构并建立了医疗救助资金专账。2002 年各县在特困人群医疗救助试点工作的基础上，全面开展特困人群医疗救助工作。2003 年省级组织专家采用定量和定性相结合的方法，对 22 个项目县发放贫困医疗救助实施情况进行问卷调查，并对其中 8 个县进行现场考察，查阅和收集特困人群医疗救助的有关文件和资料。

省级对贫困救助实施三年的情况进行总结分析。2004年1月省级举办卫生九项目特困人群医疗救助培训班，培训班邀请中央专家陈娟教授到会培训指导，在培训会议上各县交流经验，并对我省《卫生九项目医疗救助实施管理细则（讨论稿）》进行修改讨论。经过反复征求意见，根据各项目县在实施中的实际情况修改完善并制定下发了《贵州省卫生九项目妇幼卫生子项目特困家庭中孕产妇和婴幼儿医疗救助实施管理细则》。新的《实施管理细则》操作程序明确，取消对孕产妇、儿童系统保健减免，在限定各级住院收费的基础上增加了减免的比例，规定各级医疗机构对贫困对象实行现场直接减免等；对贫困救助宣传、资金筹集使用、提供服务医疗机构质量要求和督导内容作了明确规定。2004年各县根据当地的实际情况，在实施中对来源不同的医疗救助资金进行统筹安排，通过减免基本保证了贫困家庭中孕产妇免费住院分娩和高危孕产妇免费住院分娩，医疗贫困救助覆盖率明显增加。

三、贫困医疗救助开展情况

（一）贫困医疗救助总体开展情况

从表1看出，大部分县按照项目要求逐年加强了贫困医疗救助的组织和管理工作，2003年各县均成立由卫生、财政、审计等多部门组成的卫生九项目特困人口医疗救助领导管理小组并制定实施救助方案，为开展特困人口医疗救助工作奠定了良好的组织基础。通过现场考察发现，风冈、思南、习水、黔西、毕节、息峰等县扶贫救助项目的档案、财务管理比较健全，县项目办保留有关扶贫医疗救助工作的文件、报账单据、报销审核表、扶贫医疗救助申报表、登记表、处方、费用清单等。从表1也可以看出，实际开展贫困医疗救助的乡数逐年增加，没有开展医疗救助的乡主要是由于受救助资金限制没有开展此项工作。

确保真正贫困的目标人群享受到救助项目所带来的好处，提高贫困目标人群对妇幼卫生服务的可及性，前提是贫困目标人群能够覆盖在项目内，因此要确保一定的覆盖率，才能尽可能不把贫困目标人群排除在项目外，提高该项目的公平性。

表1　贵州省22个项目县总体开展MFA情况

年度	人口总数	孕产妇人数	5岁以下儿童人数	成立MFA领导小组县数	制定MFA方案县数	进行宣传培训县数	实际开展MFA县数	实际开展MFA乡数	实行直接减免MFA乡数
2001	9459742	143700	792104	20	14	20	19	41	25
2002	10418746	106738	777778	22	19	22	20	124	96
2003	10160461	134540	835935	22	22	22	22	162	—
2004	10790200	124330	772700	22	22	22	22	228	—
2005	10888900	113719	730927	22	22	22	22	320	—

（二）医疗救助服务开展情况

从表2来看，5年扶贫对象覆盖率均低于5%，其中5岁以下儿童扶贫对象覆盖率与项目所要求的覆盖率5%差距更大。2004年扶贫对象覆盖率降低与取消了对孕产妇和儿童系统保健减免、救助资金有限、基层担心救助资金能否到位有很大关系。从扶贫对象受益情况分析，孕产妇扶贫对象受益率比较高，70%的县扶贫重点放在对孕产妇住院分娩进行救助，而儿童受益率较低。儿童受益率低与儿童补偿的病种范围相对狭窄有关，也与宣传不到位、救助对象对救助服务知晓程度不够有关。

表 2　2001—2005 年 22 个项目县医疗救助情况

年度	孕产妇					5 岁以下儿童				
	总数	扶贫人口数	扶贫对象覆盖率(%)	补偿人数	扶贫对象受益率(%)	总数	扶贫人口数	扶贫对象覆盖率(%)	补偿人数	扶贫对象受益率(%)
2001	143700	7185	0.88	1272	17.70	792104	39605	0.34	2704	6.83
2002	106738	5337	2.40	2561	47.98	777778	38889	0.43	3332	8.57
2003	134540	6727	2.40	3236	48.10	835935	41797	0.19	1562	3.74
2004	124330	6216	1.37	1704	27.41	772700	38635	0.20	1545	4.00
2005	113719	5685	2.67	3039	53.46	730927	36546	0.01	646	1.77

（三）补偿服务的情况

从表 3 看出，2003 年以前得到补偿的服务以孕产妇系统保健补偿为主，在救助资金有限的情况下，补偿服务主要用于住院分娩。享受孕产妇补偿服务人数远远高于 5 岁以下儿童补偿服务人数。

表 3　2001—2005 年 22 个项目县孕产妇补偿服务的情况

年度	服务内容	总例数（人次）	总花费（元）	医疗救助补偿费用（元）	医疗救助补偿比（%）
2001	孕产妇保健	2840	62960	62962	100.0
	正常住院分娩	589	117600	47040	40.0
	高危住院分娩	565	282500	197750	70.0
	产科急症住院	60	26143	18300	70.0
2002	孕产妇保健	2369	30400	30400	100.0
	正常住院分娩	1123	152000	60800	40.0
	高危住院分娩	854	434143	303900	70.0
	产科急症住院	732	325571	227900	70.0
2003	孕产妇保健	3007	30070	30070	100.0
	正常住院分娩	859	22965	61986	270.0
	高危住院分娩	407	213966	149776	70.0
	产科急症住院	240	47041	67929	144.4

续表

年度	服务内容	总例数（人次）	总花费（元）	医疗救助补偿费用（元）	医疗救助补偿比（%）
2004	正常住院分娩	888	355940	142377	40.0
	高危住院分娩	571	229104	160373	70.0
	产科急症住院	245	99024	69317	70.0
2005	正常住院分娩	1464	481783	192713	40.0
	高危住院分娩	1216	400104	280073	70.0
	产科急症住院	319	105014	73510	70.0

表 4　2001—2005 年 22 个项目县 5 岁以下儿童补偿服务的情况

年度	儿童中重度疾病门诊				儿童中重度疾病住院				儿童系统保健			
	例数	总额（元）	补偿（元）	补偿比例（%）	例数	总额（元）	补偿（元）	补偿比例（%）	例数	总额（元）	补偿（元）	补偿比例（%）
2001	1367	76906	32667	42	128	23582	12706	54	620	6200	6200	100
2002	1266	159740	62321	39	280	90476	53359	59	592	5920	5920	100
2003	141	22788	8689	38	171	79495	40112	50	1250	12500	12500	100
2004	225	57968	23187	40	748	192759	134931	70	—	—	—	—
2005	100	23367	9347	40	336	78293	54805	70	—	—	—	—

（四）特困医疗救助资金筹集和使用情况

1. 资金来源

根据项目实施计划要求，特困医疗救助资金来源于配套资金，配套资金由省、地（市）、县三级共同筹集。省、地（市）、县筹集资金比例为 50∶30∶20。从表 5 筹资情况来看，由于我省各级政府财政紧张，资金筹集十分困难，救助资金实际筹集数占计划资金筹集数的 39.45%。省级医疗救助资金按年度筹集到位下拨，而各地（市）实际筹集特困医疗救助资金仅占 5.46%。县级特困医疗救助资金到位困难，特困医疗救助资金占 32.44%。70%的项目县是用省级救助资金在运作。从特困医疗救助服务实际利用状况看，2001—2005 年卫生九项目救助资金使用率 88.38%，资金利用情况比较好。

表 5　22 个项目县项目配套资金筹集和使用情况

医疗救助资金	资金数（万元）	百分比（%）
总的计划数	846.80	—
实际筹集数	334.07	39.45
其中：省级筹集数	207.48	62.10
地级筹集数	18.23	5.46
县级筹集数	108.36	32.44
筹集资金使用数	295.24	88.38

2. 资金使用

由于资金筹集数量不足，应得到的救助对象比例降低，覆盖率降低，服务救助补偿比下降，5 年救助孕产妇为孕产妇总数的 2.14%，5 岁以下儿童为 1.17%，总的救助补偿比为 42.3%，孕产妇救助力度较大，利用率比较高。

表 6　2001—2005 年项目县孕产妇医疗救助情况

项目	减免人数	减免资金（万元）
孕产妇保健	6766	10.29
住院分娩	7121	61.24
高危住院	1951	106.57
产科急症	1283	44.40
合计	17121	222.50

表 7　2001—2005 年项目县儿童医疗救助情况

项目	减免人数	减免资金（万元）
儿童保健	2362	23.62
儿童门诊	1891	6.12
儿童住院	2988	40.91
合计	7241	70.65

3. 补偿方式

2001－2003 年 22 个项目县特困医疗救助资金补偿形式有两种，70%的县采取直接减免的形式。直接减免就是由提供服务的乡卫生院和县医疗机构为病人先垫付该费用，然后再由垫付机构到项目办报销费用后返还。对贫困对象实行直接减免，能真正减轻病人疾病经济负担，提高病人对妇幼保健及医疗服务的可及性以及提高该脆弱人群的健康水平。但在调查中发现报销周期最短 2 个月，最长 14 个月，平均 12 个月。作为贫困地区乡卫生院，本身经济上就举步艰难，垫支时间长无疑是雪上加霜，所以报销周期过长不利于提高这些卫生机构为贫困病人直接减免费用的积极性，不利于该种补偿方式的推行。30%的县补偿形式是个人先支付后报销的形式，实行病人垫付方式的主要是急重病且花费金额较高的病人。调查发现，这些救助对象看病后，报销的费用却迟迟不能返还，病人的负担不能真正及时有效地减轻，并没有达到项目医疗救助的目的。从 2004 年以后，各县项目办加强督导、加快报账回补资金时间，按省级实施方案，规定特困医疗救助资金补偿方式都采取直接减免的形式。

4. 问题与原因

由于特困医疗救助资金落实困难，与项目特困医疗救助的原则即低水平、广覆盖，提高贫困目标人群对妇幼卫生服务的可及性和公平性还有很大的差距。同时单靠项目期间省级投入开展特困医疗救助工作，不能保证项目实施的可持续性。从目前实施的情况来看，要保证贫困医疗救助的可持续发展，只有建立以政府财政投入为主，社区筹资为辅的长效筹资机制，建立稳定的贫困人口医疗救助基金，才能保证项目结束后医疗救助的可持续性。同时还应考虑到把救助机制与新型合作医疗制度相结合，将孕产妇住院分娩和5岁以下儿童两病住院纳入合作医疗病种范围，对贫困孕产妇和儿童增加报销比例。

儿童救助资金利用率低，主要原因有：(1) 由于救助疾病病种限制，也许没有发生，或者不在补偿范围，覆盖率会更低；(2) 由于特困医疗救助宣传力度不够，许多救助对象对特困医疗救助程序和报销范围不清楚，导致卫生服务利用率偏低。

四、贫困医疗救助实施效果

我省卫生九项目妇幼人群医疗救助工作从2001年起开始实施，使我省贫困家庭中的孕产妇、儿童在项目期间得到了不同程度的医疗救助，提高妇幼卫生服务的利用。卫生九项目贫困医疗救助实施不仅有其活动本身的意义，其理念还有长久深远的影响，引起较好的社会反响，是对建立农村贫困救助制度的有益尝试。

1. 医疗救助的实施对当地妇幼健康水平的提高起到了一定作用，尤其是关注妇幼人群健康，关注贫困妇幼人群健康的理念随着工作的进展得到加深，并引起各级政府部门的重视，在项目地区产生积极的影响。

2. 2001—2005年累计救助贫困孕产妇12963人，儿童6105人，提高贫困人群利用卫生服务的能力和贫困地区卫生服务利用的公平性。妇幼卫生健康指标得到明显改善，提高了住院分娩率。

3. 逐步完善并制定贫困医疗救助方案，初步建立了一套管理程序，具有可操作性，加强督导和审核制度。

4. 初步建立MFA的信息管理，统一统计口径，定期监测和报告MFA实施情况，为今后开展贫困救助工作的分析评估提供理论依据。

5. 在实施医疗救助的过程中，同时实施“降消”项目的县对资金进行统筹安排，根据不同项目的要求，保证受益人群覆盖率提高。在同时开展新型合作医疗的县，尝试由民政医疗救助资金或者民间筹集资金来支持特困人口参加合作医疗，在享受合作医疗待遇的基础上，提高贫困对象的报销比例。县政府的政策支持和工作协调，实现多种途径筹措资金的统一管理和使用，使救助对象能够得到较高的补偿，加大贫困医疗救助的覆盖面和力度，使医疗救助具有可持续性。

五、贫困医疗救助实施中存在的问题

1. 救助资金筹集困难：由于救助资金的筹集困难，影响救助工作的实施；资金少、救助补偿比例低影响了救助对象对医疗服务的利用。

2. 群众知晓率低：一部分特困人群救助对象不完全了解自己应享受的服务，也是影响其服务利用的重要原因，应当更加有效、广泛的宣传，提高宣传的针对性。

3. 救助内容的限定性影响利用：本项目开展特困人群医疗救助由于受特定对象、范围、减免病种、计划外生育、交通等客观因素的制约，导致救助对象不愿意利用卫生服务。

4. 救助方案不够完善：救助方案设计中还存在一些不利于特困人口利用服务的障碍，

基层卫生服务机构认为报账程序繁琐、垫支压力大、对报销资金到位存在担心等原因，而对医疗救助资金利用积极性不高，救助资金还有沉淀的问题。

5. 卫生技术人员水平差异大：不同乡村卫生机构的服务能力和人员技术能力差异较大，人员的素质和业务水平还有待提高，现有的技术水平不能完全满足基本医疗服务需求。

六、实现贫困医疗救助可持续性的思考

目前，我省贫困孕产妇和儿童救助是以项目资金方式为主，项目有时间限制，项目结束后救助工作难以持续，要实现贫困医疗救助的可持续性需要通过政府干预得以实现。在农村建立长效医疗救助机制和实施新型合作医疗从而实现贫困孕产妇及儿童救助的目的。

1. 政府要加强救助资金的投入和管理，建立贫困人口医疗救助基金，利用政策保证救助资金专款专用，保证医疗救助的人群真正受益。

2. 整合医疗救助资源，与民政医疗救助相衔接，资助最贫困的5%的孕产妇和5岁以下儿童参加合作医疗，使其享受合作医疗补偿，高危孕产妇病种能得到民政医疗救助二次补偿。

3. 将孕产妇、儿童贫困救助内容纳入合作医疗补偿的范围，对贫困目标人群增加报销比例。

4. 开展有针对性宣传动员，提高贫困人群医疗服务的利用率。

编写人员：郭玉丽（贵州省卫生厅项目办）

海南省世行贷款卫生九项目特困人群医疗救助工作报告

海南省卫生厅卫生九项目办

医疗救助是卫生九项目的重要组成部分，我省各级政府把这项工作当作为民办好事、办实事的民心工程来抓，省卫生厅高度重视，认真组织实施。各级妇幼卫生工作者以高度的责任感，在省项目办的指导下，扎扎实实开展了医疗救助工作，对改善基本妇幼卫生保健的公平性和可及性，帮助贫困家庭的妇女、儿童得到基本的医疗保健服务，维护和提高他们的健康水平，起到了积极的促进作用，取得了良好的社会效益。

一、基本情况

海南省管辖18个市县，总人口819万人，其中少数民族人口143万人（占总人口的17%），农业人口505万人（占总人口的62%）。2005年全省国内生产总值905.03亿元，人均地区生产总值10998元，最高为海口市21473元，最低是乐东县5039元。

卫生九项目覆盖我省12个市县，468万人口（占全省总人口的57%）。2006年我省启动了“降低孕产妇死亡率和消除新生儿破伤风”（简称“降消”）项目，该项目覆盖15个市县（其中11个卫生九项目市县被覆盖）。2003年我省在琼海、五指山市和澄迈县开展新型农村合作医疗试点，2006年7月起，新型农村合作医疗在我省全面实施，参合人数421.6万人，参合率86.3%。

二、医疗救助任务完成情况

我省医疗救助资金筹集总计划为233.25万元，累计筹集236.54万元，其中省级125.40万元，市（县）级111.14万元，已经超过筹资总计划。已使用195.11万元，其中孕产妇保健补偿11.14万元，常规住院分娩补偿83.53万元，高危住院分娩补偿27.08万元，产科急症补偿6.14万元，儿童门诊救助补偿59.33万元，儿童住院救助补偿7.89万元。

救助孕产妇总计划为11364人，已受益10063人，占总计划的88.55%；救助5岁以下儿童总计划为57313人，已受益47352人，占总计划的82.62%。目前五指山、琼中、保亭、昌江、白沙、三亚、澄迈等7个市县已完成了医疗救助计划，琼海、万宁等4个市县正在实施中，计划年内完成任务，但是临高县的医疗救助工作还很滞后。

表1　海南特困人群医疗救助资金筹集情况

医疗救助资金	资金数（万元）	百分比（%）
计划筹集救助资金总数	233.25	100.00
实际筹集资金数	236.54	101.41
省级筹集数	125.40	53.01
县级筹集数	111.14	46.99
利用资金总数	195.11	82.48

表2　海南特困人群医疗救助资金利用情况

救助内容	补偿费用（万元）	百分比（%）
孕产妇保健	11.14	5.71
常规住院分娩	83.53	42.81
高危住院分娩	27.08	13.88
产科急症	6.14	3.15
儿童门诊	59.33	30.41
儿童住院	7.89	4.04
合计	195.11	100.00

三、我省医疗救助工作的运作方法

1. 政府重视，把医疗救助作为政府行为组织实施

首先是集中讨论审稿、制定具体方案。1999年6月，我省利用全国卫生九项目医疗救助研讨会在我省召开之际，组织各项目市县卫生局局长、保健院、所（站）长参加了会议，听取国家级专家对医疗救助实施方法的介绍，使各级项目管理人员对医疗救助有了初步的认识。会后，省项目办布置各市县编写《医疗救助实施方案》，在制定实施方案过程中，2000年4月，省项目办召开了医疗救助集中审稿会，组织各市县项目管理人员和编写人员26人，对各市县医疗救助实施方案进行了集中审议，大家对具体的实施计划、运作方法和存在问题进行了深入的探讨。会议明确以下几个问题：（1）确定医疗救助资金从省、市（县）配套资金中按1∶1筹集；（2）救助的特困人口按农业人口5%比例计算；（3）规定医疗救助服务范围和补偿比例；（4）强调救助对象确定的公平性并明确持证就医的减免及报账程序；（5）制定年度实施计划和监督机制。大家理清了思路，统一了认识，明确了方法，使实施方案更具可行性和可操作性。

2000年下半年，各市县人民政府相继以政府正式文件下发医疗救助实施方案，文件明确要求各乡镇政府、各有关部门把医疗救助工作作为政府行为去认真贯行执行。同时，按照省项目办的统一部署，各市县项目办还制定了《医疗救助管理办法》，并与各定点医疗保健单位签订《医疗救助服务合同》和《医疗救助优质服务承诺书》，进一步规范了医疗救助的

管理，把医疗救助各项工作真正落到实处。

2. 试点先行，逐步铺开

三亚市是我省最先开展医疗救助工作的项目市，2000 年初，该市在育才、高峰、雅亮三个边远山区的少数民族乡镇开展医疗救助试点工作。为使医疗救助工作全面开展，同年 12 月，省项目办组织各市县项目管理人员 61 人，在三亚市召开现场会，邀请国家级专家杨辉教授前来授课和现场指导。大家通过接受国家级专家的培训，认真学习掌握医疗救助的运作方法，并参观考察三亚市育才乡的医疗救助工作，对医疗救助执行过程中遇到的实际问题进行充分的讨论与交流。三亚市医疗救助的做法与经验得到国家级专家的肯定，在全省起到典型示范和带动作用，我省决定从实际出发，在全省 12 个项目市县边试点边推开的工作方法，全面开展医疗救助工作。

按照省项目办的部署，自 2000 年下半年起，各项目市县先后启动医疗救助工作，按照筹集资金、摸底调查、张榜公布、申报审批、持证就医、现场减免、统一报账、监督指导等一系列程序，有序地开展医疗救助工作。原计划是第一年先开展 1/3 乡镇，第二年扩展到 50％的乡镇，第三年所有的乡镇全面开展，但不少市县第二年就扩展到所有的乡镇。至 2003 年，医疗救助在 12 个项目市县所有的乡镇全面实施。

3. 建章立制，规范管理

为规范医疗救助的管理，全省统一医疗扶贫证、专用处方、报销审核表及各种登记表，由省项目办统一印制，分发给各项目市县使用。同时还统一规范《特困人群医疗救助服务合同书》、《特困人群医疗救助优质服务承诺书》、《特困人群医疗救助调查表》、《特困人群医疗救助申批表》、《特困人群医疗救助注册登记表》、《特困人群医疗救助门诊减免登记表》、《特困人群医疗救助住院减免登记表》、《特困人群医疗救助年审表》等各种文本、登记表的格式，并说明使用方法，提供给各项目市县参照使用，便于基层单位操作，也有利于监督时有据可查，各市县在执行过程中反映良好。

4. 加强监督，积极推进

为有效促进医疗救助工作顺利开展，省、县级项目办加强监督与指导工作，在每次项目督导工作中，都把医疗救助工作列为重点督查内容，主要检查资金筹集情况，扶贫对象确认的公开、公平、公正性，定点医疗保健单位提供服务的质量情况，救助人数指标完成情况，资金使用及报账等情况。在监督过程中，省项目办医疗救助管理人员先后在五指山、琼中、临高、儋州、三亚、万宁、琼海等市县，给基层妇幼卫生人员讲课，主要针对如何确认扶贫对象、如何提供服务及报账等关键的运作方法做了进一步深化、透彻的讲解和指导，帮助基层解决医疗救助开展过程中遇到的实际问题，提高其执行能力和管理水平。同时，对执行无力的单位决不迁就，2001 年 12 月，省项目办将临高县医疗救助工作严重滞后的状况进行了全省通报批评，要求各项目市县引以为戒，自查自纠，及时整改，加快医疗救助工作的进度。

2003 年 2 月，省项目办又根据监督检查情况和部分项目市县的反馈意见，召开全省项目监督会，通报项目进展情况，对医疗救助存在的问题进行认真的讨论和分析。针对医疗救助人数完成比例较少，大部分扶贫资金尚未使用以及新的医疗收费标准提高等问题，省项目办下发了《关于进一步做好世行贷款卫生九项目妇幼卫生子项目医疗救助工作的通知》，对原实施方案的部分计划重新调整：一是扩大孕产妇的扶贫覆盖范围，将三亚、五指山、保亭、琼中、白沙、昌江等山区的少数民族市县孕产妇救助人数，由原来的5%增加到8%～10%，以提高住院分娩率。而其他经济基础较好的汉族市县按原方案规定的5%扶贫覆盖面不变，侧重于加强孕产妇和0～6岁儿童系统保健管理规范化；二是提高补偿减免比例，如将正常住院分娩的补偿由原来的80～100元提高到180元，将门诊治疗减免比例提高到70%，实实在在地减少救助对象的医疗费用负担。这一措施提高群众参与的积极性，及时纠正医疗救助进展缓慢的状况。

5. 中央级领导和专家的支持与指导，有效地推动医疗救助工作的开展

2003年8月，中央级专家方鹏骞教授到我省进行医疗救助评估，在保亭黎族自治县抽查了南林乡和什岭镇的医疗救助工作。对该县政府的重视与支持、医疗救助工作的扎实开展、受益群众的满意程度等给予了比较高的评价，并针对存在问题提出切实可行的指导意见。我们根据专家指导意见，进一步在全省进行总结和部署，提高工作效率。

2005年4月，卫生部—世行联合监督团一行11人，在团长Ms. Teresa Ho和卫生部国外贷款办主任朱宝铎的带领下到我省三亚市进行督导。深入到黎族村庄的部分贫困家庭中向村民详细了解贫困医疗救助的受益情况。对我省项目执行情况进行全面的综合评估，指导我省进一步改进工作，这对我省项目工作的顺利开展起到了关键性的作用。

2007年1月中旬，卫生部国外贷款办段明月处长、项目官员王晓华等一行6人，到我省五指山市、保亭县进行督导，根据我省的情况，对医疗救助的可持续发展问题提出了宝贵的意见。中央级领导和专家的多次指导，增强了我们做好这项工作的决心和信心，为我省进一步更好地开展医疗救助工作起到积极的促进作用。

四、存在问题

1. 扶贫的覆盖面小

由于项目支持的医疗救助资金有限，扶贫的覆盖面仅占农业人口5%，而少数民族地区的贫困家庭比较多，尚有不少贫困的孕产妇和儿童未能得到帮助。

2. 医疗救助运作程序比较复杂，手续繁多的情况有待改进

扶贫对象确认必须经过深入调查、层层申报和审批，才能拿到扶贫证，耗费了不少时间、人力、物力。此外，定点的基层医疗单位在为救助对象提供服务和报账过程需要填写各种各样的表格，增加了不少工作量，使基层工作人员容易生产抵触情绪，配合工作的主动性不够，影响工作的开展。

3. 工作进展不平衡

虽然我省的大部分项目市县已完成医疗救助计划，但仍有个别市县执行无力，工作明显滞后，如临高县支付医疗救助补偿金仅3.58万元，占总计划（18.36万元）的19%。

五、卫生九项目医疗救助所产生的效应及深远的影响

2004年，我省昌江黎族自治县完成项目医疗救助计划，医疗救助实施使该县的孕产妇住院分娩率得到了明显的提高，县政府看到了提高住院分娩率对降低孕产妇死亡率、婴儿死亡率和消除新生儿破伤风的重要作用，实践证明以政府购买服务的方式实施医疗救助是可行的、有效的。2005年，县政府从医疗救助项目取得的成效中受到启发，借鉴卫生九项目医

疗救助的补偿比例，以政府正式文件出台了农村孕产妇（超生除外）住院分娩由政府补偿180元/人的政策，把孕产妇住院分娩的补偿费用纳入年度财政预算，从2005年下半年至2006年共投入了35万元用于住院分娩补偿。这笔资金对这个贫困县来说是个不小的数目，对保护妇女、促进儿童发展，实现“两纲”目标意义重大。

2006年，我省启动“降消”项目，12个项目县中已经有11个被“降消”项目覆盖，每个贫困产妇住院分娩可减免100～150元。各市县在执行“降消”项目时，借鉴卫生九项目的医疗救助现成的运作方法就非常容易操作。

我省从2006年7月起，全面实施新型农村合作医疗，参合人数421.6万人，参合率86.3%。为使贫困孕产妇和儿童医疗救助得到可持续发展，我省把孕产妇住院分娩列入合作医疗给予报销，每个产妇住院分娩可以报销200～400元，同时提高高危孕产妇住院治疗的报销比例，三亚市还把孕产期保健的费用也列入合作医疗给予报销。同时，农村儿童的看病问题也得到了较好的解决。

目前，我省利用卫生九项目、“降消”项目和新型农村合作医疗报销相结合，凡是参加合作医疗的贫困孕产妇，其正常住院分娩的费用绝大部分得到减免和报销，有些甚至不用花任何费用就可以享受到基本的妇幼卫生服务。卫生九项目医疗救助的成功经验为今后贫困人群医疗救助的可持续发展产生极其深远的影响和积极的贡献。

编写人员：孙少文（海南省卫生厅卫生九项目办）
审核人员：张巍（海南省卫生厅基妇处）

湖南省世行贷款卫生九项目特困人群医疗救助工作报告

湖南省卫生厅卫生九项目办

特困人群医疗救助是世行贷款卫生九项目妇幼卫生部分活动的重要内容。通过建立针对特困人群医疗救助基金，给特困家庭妇幼医疗保健提供直接的经济援助，保障妇女、儿童得到及时、有效的妇幼保健医疗服务，从而改善妇女儿童健康状况，降低孕产妇和儿童死亡率。

我省卫生九项目单位包括30个县级单位和7个市级单位，特困人口的医疗救助主要在30个县市区开展。现将我省该项工作实施情况报告如下。

一、建立和完善项目救助制度，多渠道筹集救助资金

2000年，根据项目要求，结合我省实际情况，制定《世界银行贷款湖南省卫生九项目妇幼卫生子项目特困人群医疗救助管理实施办法》（以下简称《管理办法》）。项目特困人群医疗救助资金由配套经费完成，为保障各项目单位有切实可靠的救助经费，减轻基层财政压力，省级财政每年安排140～170万元的省级配套经费，每个项目县市区平均4万～5万元，主要用于辖区贫困医疗救助，保障工作的实施。

二、加强监管，全面推开

2000年项目工作启动后，各项目单位根据省厅《管理办法》，结合本地区实际，制定辖区实施细则。年内有12个项目单位开展项目救助工作。2001年增加为20个项目单位。2002年，30个项目单位全面推广实施。

项目实施以来，我省每年至少开展两次以上监督检查，其中贫困医疗救助是督导重点内容。通过督导检查，及时发现实施中存在的问题，及时提出干预措施。2001年督导发现，还有10个项目单位没有开展救助工作，已经开展该项工作的单位也存在着管理不规范、救助覆盖面不广等问题。当年9月由省卫生厅与省财政厅联合组织在耒阳召开项目阶段工作现场会议，会议重要议题是参观耒阳市孕产妇、儿童贫困医疗救助，学习和交流规范的救助方法与程序，并要求所有项目县市区在2002年度内全面开展救助工作。会议极大地推进和规范了全省医疗救助工作。全省贫困医疗救助覆盖率和救助总额逐年上升，到2005年止，贫困医疗救助资金完成102.6%，筹集资金使用率为63.78%．孕产妇救助完成计划的38.9%，儿童救助完成计划的19.6%。

表 1　2001—2005 年特困医疗救助相关情况

项目	计划/目标数	实际数	完成百分率（%）
贫困医疗资金筹集（万元）	877.78	900.5	102.6
孕产妇贫困医疗救助人数	75173	29272	38.9
儿童贫困医疗救助人数	520046	101676	19.6

表 2　2005 年孕产妇、儿童医疗救助医疗费用情况

项目	费用额（万元）
常规住院分娩	81.23
高危住院分娩	40.97
产科急症	15.27
儿童门诊	20.89
儿童住院	36.72
医疗救助补偿费用合计	195.08
医疗费用总花费	670.66

表 3　各年度医疗救助费用使用情况（万元）

年度	医疗总费用	救助费用
2000—2001	—	10.3
2002	321.54	125.84
2003	455.56	147.79
2004	328.03	95.41
2005	670.66	195.08
合计	1775.79	574.42

三、医疗救助工作存在的问题与建议

1. 市、县两级项目配套资金不能足额到位，影响救助覆盖面。按规定省级配套资金主要用于贫困医疗救助，但由于市、县两级配套资金到位不及时或不能足额到位，省级配套只能用于补偿项目单位土建、培训、项目活动等方面的开支。

2. 救助工作的统计报表相关信息收集的方法和标准不统一。存在项目前期与后期统计指标不一致，我省许多项目单位将门诊救助病人并未统计入内，医疗总费用与救助总费用前后统计方法不一致，统计过分复杂等问题。

3. 医疗救助的程序与方法不规范。救助对象的确定、审批程序、报销比例、高危救助与普通平产的比例等问题有待规范。

通过多年实施妇幼卫生项目，我们认为孕产妇、儿童医疗救助工作的有效开展，应特别注意以下方面：一是切实实行孕产妇住院、儿童主要疾病医疗单病种限价收费和控制剖宫产率这些减轻农民医疗费用的根本措施，尤其要注意定点单位的医疗质量和收费标准；二是中央、省级为妇幼救助资金主要的筹集、配套来源，当地政府适当配套是真正落实救助资金的最可行模式。

四、探索项目医疗救助工作的可持续发展

我省卫生九项目与其他妇幼卫生项目重复的情况不多，30 个卫生九项目县中，有 6 个是“降消”项目。目前“降消”项目给 35%孕产妇平均补助 100 元，国家级贫困县每位补助 150 元。两个项目在贫困医疗救助方面的衔接没有完全、及时理顺。我省实施新型合作医疗的地区每位孕产妇住院分娩报销 150 元。随着新型合作医疗的逐渐普及与发展，到 2006 年有 13 个项目单位是新型合作医疗县市区，到 2007 年，约有 80%项目单位为新型合作医疗县市区。我们认为新型合作医疗的开展是保证农村孕产妇住院分娩的持续行为。

编写人员：胡茹珊（湖南省卫生厅妇幼保健和社区卫生处）
钟　梦（湖南省卫生厅妇幼卫生项目办）

吉林省世行贷款卫生九项目特困人群医疗救助工作报告

吉林省卫生厅卫生九项目办

一、基本情况

吉林省位于我国东北地区中部，东界俄罗斯，界线长232.7公里，东南隔图们江、鸭绿江与朝鲜相望，界线长1206公里，南连辽宁省，西接内蒙古自治区，北邻黑龙江省。省内东西最长约750公里，南北最宽约600公里，总面积18.74万平方公里，约占我国总土地面积的2%。下辖8个地级市，1个朝鲜族自治州，60个县（市、区），其中县（市）41个，省会为长春市。全省总人口2703.7万人，有汉族、朝鲜族、蒙古族、回族等44个民族。

到目前为止我省已建立各级妇幼保健专业机构，基层妇幼保健服务网络遍布城乡，现有妇幼保健专业机构71所，总床位数1430张，省级妇幼保健院1所，县及县以上妇幼保健院（所）64个，妇产专科医院4所、儿童专科医院2所。全省156所县级以上医院都设有妇产科、儿科，有乡镇卫生院818所，其中中心卫生院170所，一般乡卫生院648所。共有各级助产机构489个，助产技术人员6001人。2000年1月我省正式启动世行贷款卫生九项目，利用世行贷款资金580万美元，全省有19个县（区）参与项目执行，项目地区覆盖总人口达1000万。

随着卫生公平性问题的日益突出，贫困人群接受医疗服务可及性越来越受到广泛关注。目前我省在24个县（市）开展新型农村合作医疗试点工作，覆盖840万农业人口，占全省农业人口总数的57.41%。通过新农合制度的建立，开展以大病救助为重点，对农村特困人口、五保户和重点优抚对象实施医疗救助。我省有30个县（市）参加了国家中西部“降低孕产妇死亡率消除新生儿破伤风”项目，通过项目资金支持，广泛开展贫困孕产妇住院分娩救助，为特困家庭医疗救助工作的开展打下良好基础。

二、精心组织，强化管理，卫生九项目医疗救助工作稳步开展

卫生九项目实施以来，特困家庭医疗救助作为项目活动重要领域受到各项目实施单位的重视。明确建立项目地区的特困人群医疗救助基金，并对特困家庭中的孕产妇和5岁以下儿童接受医疗保健服务实行减免，改善其卫生服务的经济可及性，提高妇幼卫生服务利用率，以期有助于降低孕产妇死亡率和5岁以下儿童死亡率。多年来，通过精心组织，强化措施，加强管理，医疗救助工作稳步开展。

1. 完善方案，先行试点，扎实开展救助工作

卫生九项目正式启动以后，医疗救助工作也随之开展起来。为保证医疗救助的顺利实

施，在参加国家举办的医疗救助实施方案培训班后，我省即组织召开项目县（市）有关管理人员的培训班，对国家方案进行详细讲解，并要求各项目县（市）结合本地实际，制定具体的实施计划，由省项目办公室逐一进行审核，通过后由各项目县（市）印发执行。为保证医疗救助工作的顺利开展，我们要求各项目单位在全面开展救助工作以前，先行试点，2000年每个项目县（市）选择两个乡镇进行了试点工作。试点工作结束后，各地总结经验，找出实际操作过程存在的问题，进一步完善本县（市）救助工作计划，在此基础上于2000年底在各县（市）全面开展特困医疗救助工作。

2. 明确救助程序，完善救助制度

为做好医疗救助工作，我们在实际工作中要求救助对象的初步确定由村民委员会负责，并张榜公示，然后报乡审核，通过后报县项目办公室，县项目办公室逐一审查，确定各乡镇扶贫对象，统一发放项目救助医疗证。各救助对象持证到医疗保健单位就医，按规定直接减免，严禁先向救助对象收费再到有关部门报销。

3. 明确医疗救助范围和报销比例

救助对象持救助医疗证可享受常规孕产妇保健、住院分娩、严重产科并发症的管理、严重儿童疾病的门诊和住院治疗的医疗救助。具体疾病种类包括孕产妇贫血、妊高征、妊娠早期出血、产后出血、高危筛查、产前保健、难产、孕期和产褥期感染，儿科包括ARI、腹泻、新生儿窒息复苏、新生儿寒冷损伤。补偿比例为孕产期保健、住院分娩、儿童接种“四苗”100%补偿，常见病定点住院补偿50%。

4. 多渠道筹措资金，保证医疗救助工作的顺利开展

按照信贷协定的有关要求，医疗救助资金由配套解决。各项目县（市）克服困难，多渠道筹措配套资金，包括财政拨款、民政救助资金、社会捐助、医疗单位自筹等形式，共筹集救助资金200余万元，为救助活动的顺利开展打下良好基础。

5. 医疗救助取得初步成效

到目前为止，全省医疗救助活动进展顺利，截至到2006年底，共救助贫困孕产妇60989名，占总计划数的68%，救助贫困家庭7岁以下儿童29万，占总计划数189%。项目地区妇女儿童利用妇幼卫生服务能力明显提高，健康水平明显改善，为项目目标的实现作出了积极贡献。

三、存在问题和今后工作设想

虽然医疗救助工作取得一定效果，但在实际工作也存在一些问题，主要包括：一是救助方案复杂，具体操作难度较大；二是宣传力度不够，群众对医疗救助政策了解不透彻；三是配套资金不到位，严重影响到医疗救助工作的开展。

在今后工作中我们将进一步总结经验，探索在基层具体可行的医疗救助工作模式。同时加大宣传力度，做到医疗救助政策家喻户晓，群众主动参与到项目活动中。医疗救助活动与新型农村合作医疗、“降消”项目相衔接，保证医疗救助工作可持续发展，为贫困家庭提高抵御疾病风险作出贡献。

编写人员：董晓斌（吉林省卫生厅妇社处）

新疆维吾尔自治区世行贷款卫生九项目特困人群医疗救助工作报告

新疆维吾尔自治区卫生厅卫生九项目办

特困人群由于经济支付能力低下，再加上与经济因素直接相关的教育和营养等因素，健康状况和卫生服务利用状况远低于其他人群，妇幼保健服务的利用率更低。这种直接经济因素不仅严重影响了贫困人群享受基本保健和医疗的公平性，而且导致贫困项目地区孕产妇死亡率增高，健康状况低下。

根据《世界银行贷款卫生九项目妇幼部分新疆维吾尔自治区项目建议书》和《新疆世界银行贷款卫生九项目妇幼卫生子项目可行性研究报告》，项目执行地区应从项目配套经费中划拨出部分专款，作为妇幼保健医疗救助基金，实施特困人群的妇幼医疗救助。这一领域是在世界银行贷款卫生九项目中改善贫困人口的妇幼卫生服务利用的一项重要项目内容。

一、项目开展基本情况

世界银行贷款卫生九项目妇幼卫生部分于 1999 年 7 月 29 日在我区正式启动。项目覆盖全区 11 个地（州）的 24 个项目县（市），其中有 9 个国家级贫困县，10 个自治区级贫困县，其余 5 个县为自治区经济发展水平相对较差的县，项目覆盖人口 392 万人。项目启动初期，我区孕产妇死亡率为 364/10 万，婴儿死亡率为 59.9‰，5 岁以下儿童死亡率为 65‰。

全区 24 个项目县、市中，有 15 个项目县、市按照项目要求对孕产妇及 5 岁以下儿童开展救助。在 24 个项目县、市中，有 11 个是“降消”项目县，16 个是新型农村合作医疗试点县。24 个项目县、市贫困医疗救助大体采取三种方式。一是利用项目配套资金，按照世行要求，对全县 5%的贫困孕产妇和 5 岁以下儿童进行贫困医疗救助。二是结合“降消”项目、新型农村合作医疗试点对贫困孕产妇和 5 岁以下儿童进行贫困医疗救助。如木垒县合作医疗管理办公室对高危住院分娩救助 300 元，正常住院分娩和产科急症住院救助 100 元，对儿童中重度疾病救助 40～60 元。2006 年 1～9 月，木垒县共救助孕产妇 238 人，救助 5 岁以下儿童 14 人，救助金额为 107936 元。三是为了提高住院分娩率，给予住院分娩专项救助资金。如疏附县人民政府 2006 年 1～8 月，拨款 21 万元对 2019 名孕产妇进行住院分娩救助。

二、项目的具体实施

（一）医疗救助的计划和组织

我区的特困人群医疗救助工作是在 2003 年开始启动并实施的。具体的计划组织工作包括：

1. 组织各项目县、市开展特困人群医疗救助基线调查工作，制定本县、市详细的《医疗扶贫救助实施方案》。

2. 自治区卫生厅项目办统一印制“特困家庭医疗救助卡”，并发放到各项目县、市。

3. 2003 年 9 月，自治区卫生厅项目办举办自治区级扶贫救助项目培训班。

4. 以木垒县、英吉沙县为试点，积极探索活动经验。其他项目县则派出项目官员考察试点县的进展情况，学习先进经验，为今后开展工作打下基础。

5. 木垒县、英吉沙县制定的“实施扶贫医疗救助计划”并报世行和卫生部认可。在项目执行第一年开展项目宣传、动员和培训，建立专门的医疗扶贫救助资金账户，落实第一年的资金，确定扶贫救助对象和发放“特困家庭医疗救助卡”，并开始对扶贫对象提供医疗救助服务，其他项目县在开展此活动时也按此实施。

6. 在执行的第一年，自治区卫生厅项目办要求有 20%的项目县开展扶贫救助，第二年达到 50%，第三年所有的项目县都要开展扶贫救助。开展扶贫救助活动的项目县首先确定一定比例的特困人群享受医疗救助，第一年实施覆盖率不得低于全县计划救助对象的 25%，第二年覆盖率不低于 50%，第三年不低于 75%，从第四年起全部覆盖。

（二）医疗救助的组织与管理

在各项目县卫生九项目领导小组的领导下，由县政府、卫生、财政、民政、扶贫办、金融、审计、妇联等部门密切配合，负责本县扶贫基金的筹集、计划、实施、监督、评估等工作。县项目办设置专人负责扶贫基金的全程管理及日常工作。各单位具体职责如下：

1. 卫生局：履行县项目办的职责，牵头负责扶贫基金的计划、实施、监督、评估等管理工作，协调各部门的关系，及时解决存在的问题，保证救助方案的全面实施。定期向县卫生九项目领导小组和自治区项目办报告扶贫基金实施进度及评估结果，并接受上级对本县扶贫基金实施的监督检查。

2. 财政局：做好扶贫基金的预算，保证由本县政府提供的扶贫基金每年按时到位。

3. 民政局和扶贫办：积极参与扶贫基金的筹集，并协助县项目办做好全县特困人口的注册登记。

4. 金融部门：有关银行做好扶贫基金的存取管理工作，杜绝任何个人和单位挪用该基金，保证专款专用。

5. 审计局：对扶贫基金的账目收支情况进行定期审计，监督基金的合理使用。

6. 妇联：做好扶贫基金的宣传工作，使本县的所有特困家庭知道利用扶贫基金解决贫困孕产妇及 5 岁以下儿童的基本妇幼卫生服务。

（三）特困家庭的确定

首先确定特困家庭比例。根据项目要求，医疗救助要求要覆盖 5%的最贫困家庭。但由于地区间的差异，不同县、乡、村之间经济发展的不平衡，各乡、村之间因贫困而无力利用基本卫生服务的特困家庭的比例可以有所变化，但以县为单位医疗救助覆盖率不得低于 3%。特困人群确定的程序主要是：

1. 在县、乡二级政府及村委会充分宣传“特困家庭妇幼医疗救助项目”精神的前提下，由各村居民向村委会提出加入特困家庭医疗救助的申请。

2. 村委会组织群众对提出申请的家庭以及确系特别困难而因故未提出申请的家庭，根据家庭人均收入水平及贫困程度进行民主评议，并按贫困程度由强至弱排序。

3. 应用收入的快速评估方法，确定贫困救助标准，根据标准筛选出特困家庭，并对家庭中孕产妇和儿童造册登记。各村特困家庭的户数应控制在由县项目办确定的该村特困家庭比例内。

4. 将特困家庭中的有关情况记录于“村特困家庭登记表”，报乡政府。乡政府汇总后报县项目办审查批准。同时在各村张榜公布，接受群众监督。

5. 县项目办经审核批准各乡上报的特困家庭名单后发放统一印刷的“特困家庭妇幼保健医疗救助证”。

6. 县项目办负责监督各乡、村对全县特困户名单每年的审核，确定新进入和退出名单的孕产妇和儿童。

（四）医疗救助基金的来源

为保证资金的及时和足额到位，项目县应建立基金组织，并建立稳定的资金筹集渠道。政府应将该资金纳入年度政府预算。

1. 医疗救助基金的测算

医疗救助基金的数量要根据项目地区所覆盖人口、所覆盖服务的发生率、所覆盖服务的费用以及对所覆盖服务的补助比例进行测算。

2. 项目期间资金的基本来源

在项目执行期间，项目地区最低限度开支水平的扶贫基金共需 156.8 万元。该经费全部由自治区、县两级政府提供的配套资金解决，其中自治区提供 50%，项目县提供 50%。作为医疗救助用的资金需拨入医疗救助基金进行管理。

3. 其他来源

各项目县可根据当地实际情况，从其他合作项目扶贫资金、县扶贫资金、民政救济金及国内外个人、团体、企业捐赠等多渠道争取筹集一部分资金纳入到医疗救助基金中。

在项目结束后县财政拨款、扶贫资金、民政救济金应成为医疗救助基金的主要来源，以保证这项工作的持续开展。

（五）医疗救助项目所覆盖的妇幼卫生服务

项目所覆盖的服务是指当地妇女、儿童常见病和多发病的住院治疗，不包括打架斗殴致伤、交通事故致伤、服毒自杀和计划生育的费用。救助对象为贫困家庭中的孕产妇和 7 岁以下儿童。妇幼卫生服务包括：

1. 计划免疫服务：即按免疫程序全程接种五种疫苗（麻疹疫苗、脊髓灰质炎疫苗、百白破混合制剂、卡介苗和乙肝疫苗），预防七种疾病（麻疹、脊髓灰质炎、百日咳、白喉、破伤风、结核病和乙肝）。

2. 孕产妇产期系统保健服务：内容包括产前检查 5 次，产后访视 2 次等。

3. 住院分娩和新法接生，尤其是高危孕产妇的住院分娩。

4. 严重产科并发症的救治：如产后出血、妊娠高血压综合征、羊水栓塞等。救助范围包括转诊交通费和通信费。

5. 中重度儿科疾病门诊治疗及住院救治。各项目县可根据当地实际情况和所筹集到的扶贫基金数额扩大扶贫服务项目和范围。

（六）费用限额及减免幅度

为了真正体现救助的意义同时又使被救助对象具有费用意识，住院补偿比应在一定比例之间，具体的比例可由各项目县参考以下标准自行制定。同时，为合理控制医疗救助基金的支出，救助范围内的医疗服务必须进行总额限价。具体做法：

1. 免费提供儿童计划免疫服务，一次性医用消耗材料限价为 1～3 元/人次，补偿比例为 100%。

2. 提供孕产妇系统管理保健服务，限价为 10 元/人次，补偿比例为 100%。

3. 住院分娩：高危住院分娩总额限价为县级 1000～1500 元（剖宫产）、乡级 600～800 元，建议补偿比例为 60%～70%；正常住院分娩总额限价为县级 200～300 元、乡级 50～100 元，建议补偿比例为 40%～50%。

4. 产科急症住院及门诊，限价为住院 1500～2000 元、门诊 800～1000 元，建议补偿比例为 60%～70%。

5. 5 岁以下儿童中重度疾病住院（尤其是肺炎及腹泻），应根据各地具体情况确定限价额度及补偿比例，建议补偿比例为 40%～70%。

（七）医疗救助中的补偿与支付方法

为对扶贫对象提供适当的、有意义的费用减免，有必要确定扶贫救助资金的补偿方法。具体办法可由各项目县参考以下办法制定。

1. 对被救助对象的补偿

根据我区被救助对象十分贫困，家庭中现金存量极少的情况，我区对被救助对象的补偿采取直接减免的办法。特困人群在接受医疗卫生服务时，凭“特困家庭扶贫救助证”只支付按当地减免标准规定需由个人自付部分的费用，其余部分直接减免，医疗服务提供者不再向个人收取。这部分费用由医疗救助管理机构根据相应的方案支付给医疗服务的提供者。

2. 对医疗服务提供者的支付

我区采取按服务项目付费的方式对医疗服务提供者给予补偿。由县项目办根据各级医疗机构报送的费用申报表每季度或每半年给予补偿，县项目办应对各级医疗机构报送的费用申报表及其原始救助账目进行审查，并决定报销或拒付。

（八）医疗救助工作质量管理

1. 定点医疗单位的确定与管理

项目县要根据特困人群医疗救助实施工作指导原则指定一至两所县级医疗单位和能够提供住院服务的乡镇卫生院为定点医院，负责向特困家庭提供门诊及住院服务。要制定切实可行的定点医院管理制度，并与定点医院签定包括医疗质量、服务质量和费用控制承诺在内的“特困人群医疗救助服务合同”。定点医院在向特困人群提供医疗服务时，只能按项目规定收取特困人群个人应付的费用。项目补助部分由医院与县项目办结算，不得采取先向特困人群收取全部费用再令其到项目办报销的方法。定点医院要加强特困人群医疗救助服务工作的管理，向特困孕产妇和儿童提供优质服务。并以公开张贴或发放承诺书等形式公布于众，接受群众对医疗质量、服务质量的监督。县项目办要定期对定点医院进行考核，对于不能履行合同的医院要及时给予批评、通报批评，可以扣付或拒付补偿费。

2. 医疗防保质量管理

严格执行卫生九项目规定的妇幼保健综合服务规范；各项目县制定《扶贫救助基本药物目录》，并认真执行；县级医院、乡镇卫生院加强院内感染控制；县卫生局加强计划免疫质量管理；县卫生局、妇幼保健机构加强妇女孕产期系统保健质量管理。

（九）特困人群医疗救助资金的管理和监督

1. 扶贫基金管理

（1）设立专用账户

各项目县要设立医疗救助基金专用账户，财务实行独立核算，各种渠道筹集的资金应存入银行，专款专用，不得挪作他用。没有项目办主任及财会人员的两方印鉴，任何人不得取款。在一年内未用完的基金应滚动到下一年继续使用，不能将该基金上交政府或减少政府对该基金的拨付。

（2）制定财务管理制度

县项目办对扶贫基金的管理要做到资金来源、使用两不误，扶贫范围、审批手续、发票单据三清楚，结存、登记统计、分析三定期，日清月结，上下衔接。规范会计科目及其核算内容，记账方法，程序与规则，编制传递、审核、整理、汇总会计凭证和报表的方法与程序；会计档案的保管和销毁等。

（3）制定财务民主监督制度

每半年由地、县审计局进行一次审计，并书写审计报告；定期向上级项目办上报财务报告；以通俗易懂的形式将每年基金的收缴、支出、结余张榜公布；定期接受项目领导小组的检查；制定违纪惩处规定，严肃惩处贪污、侵占、挪用医疗救助基金的人员。

（4）制定风险储备金的管理制度，明确基金的存储、保值增值和使用。

2. 监督、报告和评估

监督活动由县项目办公室协调，请人大、政协代表、同级项目领导小组成员单位代表（民政、扶贫等部门代表）、项目办管理人员和技术指导组成员参加。

（1）监督内容

特困家庭医疗救助实施是否按计划进行，卫生服务提供和利用合理性，资金是否及时到位，分配使用是否合理，补偿审批手续是否规范，财务收支状况、资金账户是否审计，医疗服务的质量，用药及费用的合理性，县乡村卫生服务机构的管理与监督，群众的受益与意见情况等。

（2）监督频率

每年6月与12月各监督1次，书写监督与评价报告，并于每年2月和8月上报到地、州级项目办和自治区卫生厅项目办。

（3）监督报告

应包括扶贫基金计划制定情况，扶贫基金的收支情况，及收支平衡情况，各定点医疗单位进行扶贫救助登记情况，妇幼卫生保健服务基金使用情况及效果，扶贫基金的主要管理制度以及对今后扶贫基金管理工作的建议和改进意见。

三、项目的成果

1. 特困人群医疗救助利用和补偿情况

2005年全区24个项目县实际筹集医疗救助资金65.85万元，受益孕产妇5859人，受益5岁以下儿童数179人；2005年特困人群医疗费用总花费66.98万元，医疗救助补偿费用63.92万元，其中高危住院分娩补偿31.16万元，常规住院分娩补偿29.73万元，产科急症2.39万元，儿科门诊补偿0.29万元，儿童住院补偿0.35万元。

表1　项目县医疗救助完成情况（截至2005年底）

地区	项目县	计划（万元）	完成（万元）	完成（%）
和田地区	和田县	15.00	4.21	28.07
	皮山县	12.30	0.34	2.76
	于田县	9.65	0.00	0.00
	合计	36.95	4.55	12.31
喀什地区	疏附县	17.00	44.14	259.65
	英吉沙	7.40	0.42	5.71
	麦盖提	7.82	4.40	56.27
	岳普湖	5.38	2.99	55.58
	合计	37.60	51.95	138.17
克州	阿克陶	6.47	0.00	0.00
	合计	6.47	0.00	0.00
阿克苏地区	拜城县	7.86	0.47	5.98
	新和县	5.32	0.40	7.52
	合计	13.18	0.87	6.60
巴州	和静县	9.08	0.00	0.00
	轮台县	7.02	0.47	6.70
	合计	16.10	0.47	2.92
吐鲁番地区	托克逊	4.04	0.00	0.00
	合计	4.04	0.00	0.00
伊犁州	巩留	6.15	0.49	7.92
	尼勒克	7.15	0.00	0.00
	合计	13.30	0.49	3.66
阿勒泰地区	阿勒泰市	9.51	1.61	16.97
	布尔津	1.48	0.43	28.72
	合计	10.99	2.04	18.55
塔城地区	塔城市	5.61	0.00	0.00

续表

地区	项目县	计划（万元）	完成（万元）	完成（%）
	额敏县	4.86	0.00	0.00
	托里县	1.08	0.00	0.00
	合计	11.55	0.00	0.00
博州	精河县	5.80	0.00	0.00
	合计	5.80	0.00	0.00
昌吉州	呼图壁	4.39	0.26	5.87
	玛纳斯	5.39	2.79	51.76
	木垒	4.20	2.43	57.86
	合计	13.98	5.48	39.18
合计		169.96	65.85	38.74

表 2　项目县医疗救助资金的补偿情况（万元）

补偿的项目	2005 年补偿金额	累计补偿金额
常规住院分娩补偿	29.73	30.36
高危住院分娩补偿	31.16	31.92
产科急症补偿	2.39	2.39
儿童门诊补偿	0.29	0.71
儿童住院补偿	0.35	0.42
合计	63.92	65.80

2. 特困人群医疗救助的效益和效果

表 3　项目县特困医疗救助资金受益人数情况

	2003	2004	2005	累计受益数
孕产妇数	2076	120	5859	8055
5 岁以下儿童数	128	111	179	418
合计	2204	231	6038	8473

表 4　项目实施期间项目地区部分健康状况指标

	2000	2001	2002	2003	2004	2005
孕产妇住院分娩率（%）	33.9	43.1	47.1	49.5	57.2	72.7
孕产妇死亡率（1/10 万）	274.2	225.5	209.2	176.5	140.5	120.1
婴儿死亡率（‰）	40.1	35.4	38.5	32.5	27.3	24.5
5 岁以下儿童死亡率（‰）	48.2	45.2	48.0	37.8	32.2	28.6

四、存在的困难和问题

1. 特困人群医疗救助资金主要由区配套资金解决。县、市级经济落后、财政紧张是筹资不足的主要原因。在我区的24个项目县中，有10个是国家级贫困县，9个是自治区级贫困县，自身财力有限，大多数县不能及时给职工发工资。没有更多的余力解决特困救助资金。

2. 特困人群医疗救助资金当初由政府承诺，但是具体实施却由卫生部门动员财政部门，难度较大。

3. 某些县、市社会动员、宣传力度不够。主要表现在：（1）对领导层的开发宣传力度不够，部分领导对扶贫的意义认识不够，导致扶贫资金不能及时到位。（2）部门协调不够，如卫生部门与财政部门沟通不足。（3）对目标人群的宣传力度不够。

4. 5%特困人群的确定有一定的偏差。主要表现在：某些条件较好的农户享受到救助，真正贫困户未得到救助。

5. 近些年国家实施的新型农牧区合作医疗制度和“降消”项目在某种程度上制约和影响卫生九项目特困人群医疗救助的实施。

6. MFA程序较为复杂，工作人员积极性不高，加之项目管理人员的更换，对MFA的程序、运行不熟悉、不了解，影响特困人群医疗救助工作的开展。

7. 由于按照项目的要求，每年都需要开展MFA的摸底调查工作，增加人、财、物的支出。

8. 在定点开展MFA救助的医疗保健机构，尤其是乡镇级的医疗保健机构，由于本身经济情况较差，MFA资金的补偿通常是每季度或每半年由项目办给予一次补偿，势必影响这些医疗机构资金的周转。

五、下一阶段的工作重点

1. 加大与政府各部门，尤其是财政、民政等部门的协调、沟通，向他们积极宣传特困人群医疗救助工作的重要性和必要性，以便充分得到政府职能部门的支持和帮助，尤其是政策和资金方面的支持力度。

2. 修订和完善我区《卫生九项目妇幼卫生子项目贫困医疗救助实施方案》。

3. 在中央级的支持和帮助下，对项目管理人员加强特困人群医疗救助方面知识的培训。

4. 加大对项目县、市贫困医疗救助的督查和指导力度。

编写人员：陈永慧（新疆维吾尔自治区疾病预防控制中心妇幼保健中心）
米·斯日尔格楞（新疆维吾尔自治区疾病预防控制中心妇幼保健中心）
审校人员：吕　柏（新疆维吾尔自治区卫生厅基妇处）
张　伟（新疆维吾尔自治区疾病预防控制中心）

贵州省普安县世行贷款卫生九项目医疗救助工作情况

贵州省普安县卫生九项目办

我县是全省22个卫生九项目和48个“降消”项目县之一，自2000年启动卫生九项目和2001年启动“降消”项目以来，在县委、县政府高度重视下，得到省委、省政府、州委、州政府和上级业务主管部门的关心和支持，经过全县各级各部门和县妇儿工委的共同努力，我县两项目工作进展顺利，平衡运行。自两项目开展以来，在农村得到广大人民群众的普遍认可，在一定程度上提高孕产妇住院分娩率，降低新生儿破伤风死亡率，给贫困孕产妇和农村5岁以下儿童带来了实惠，为建设和谐新农村起到了积极的作用。现将我县项目工作开展情况汇报如下：

一、基本情况

普安县是一个多民族聚集的国家级贫困县，位于贵州省西南部，地处乌蒙山脉向黔中过渡的梯级斜坡地带，隶属黔西南布依族苗族自治州，全县辖8镇6乡，167个行政村和3个社区，总面积1429平方公里，总人口292824人，其中农业人口266927人，占总人口的91.16%，2006年新生儿3482人，出生率为11.89‰，居民死亡率为5.52‰，人口自然增长率为11.73‰，2006年国民生产总值为10.77亿元，农民人均纯收入达1688元。

全县有县、乡、村医疗卫生机构174所，其中县级7所（县医院、县中医院、县妇保所、县疾控中心、县卫生监督所、县单采浆站、县皮防中心），乡镇卫生院14所（中心卫生院6所、一般乡镇卫生院8所），村卫生室153个，县、乡、村有妇幼专（兼）职人员238人，各乡镇卫生院有1名专职妇幼人员。

二、成立特困人群医疗救助管理小组

我县成立以县人民政府县长为组长、相关单位负责人为成员的项目领导小组，以县卫生局局长为组长，县财政局、县审计局等相关单位领导为成员的卫生九项目特困家庭救助资金管理领导小组及相关业务技术指导小组，拟定《实施方案》，制定《实施细则》，由普安县卫生局、县妇儿工委、县财政局联合行文下发《普安县降低孕产妇死亡率和消除新生儿破伤风项目实施方案》和《实施计划》，为保证该项工作的实施提供了组织保障。

三、制定特困人群医疗救助计划

（一）救助对象

通过开展《母婴保健法》的宣传工作，充分利用召开村民大会、张贴宣传画、发放宣传单等形式，广泛宣传特困医疗救助的相关政策，让广大群众掌握特困救助的目的和意义。5年多来，共发放《母婴保健法》及相关宣传资料共4万余份（本），分人员包乡定期或不定期对全县妇幼卫生工作开展情况进行循环督导，每年不少于6次，共211人次，促进了项目工作的开展。同时，根据家庭人均纯收入来确定受益的特困家庭，由村委会按家庭人均纯收入由低到高排列交给群众讨论，提出医疗救助对象的名单，报乡（镇）政府进行审查后报县级医疗救助项目管理办公室，确定医疗救助对象并张榜公布，接受群众监督。另外，向救助对象发放统一印制的“特困家庭孕产妇、婴幼儿医疗救助卡”。特困孕产妇、婴幼儿医疗救助的评审工作每年进行一次，以确保村内最贫困需要救助的对象能及时得到医疗救助。对于要继续定为救助对象的应办理年度审查手续。

（二）补助标准

1. 住院分娩

高危住院分娩医疗补助补偿比例为40%；正常住院分娩县、乡两级实行统一限价标准，每位农村孕产妇正常住院分娩减免150元。

2. 产科急症住院及门诊

住院医疗补助补偿比例为70%，门诊医疗补助补偿比例为40%。

3. 5岁以下婴幼儿中重度疾病门诊及住院（主要肺炎、腹泻、中重度营养不良医疗补助）

婴幼儿中重度疾病门诊医疗补助补偿比例为40%，住院医疗补助补偿比例为70%。

4. 救助资金的补偿方法

采取由医疗机构直接进行减免，服务提供者获得减免部分资金的返还。

（三）制定项目目标

为实现新周期妇女和儿童《两纲》中的目标，解决制约实现《两纲》目标的难点，结合我县实际，拟定了如下项目目标：孕产妇死亡率，以乡镇总数为单位，下降到77.42/10万；新生儿破伤风发病率，以乡镇总数为单位下降到1‰以下；孕产妇住院分娩率以乡镇总数为单位达到50%以上；高危住院分娩率以乡镇总数为单位达95%以上；新法接生率要求在90%以上；产前检查覆盖率在98%以上；县乡医疗保健“三基”考核合格率达98%以上。

（四）救助程序

1. 先按农业人口人均纯收入低于625元的家庭确定贫困对象，贫困救助对象确定后，填写贫困救助申请表，由村委会签署意见，报乡镇人民政府及乡镇卫生院，由乡镇卫生院将救助对象报县卫生项目办进行审核，发放救助卡，救助对象持卡到医疗保健机构诊治，按项目方案由医疗保健机构进行减免，医疗保健机构将有关凭证、登记表册及有关病人签字的费用单据每月报县项目办，经审核后，根据确定补偿的标准和支付方式向医疗保健机构拨付相应的费用（资金实行封闭运行）。

2. 住院分娩实行限价收费和护送人员实行误工补贴。平产接生的标准是一般乡镇级限价200元，中心卫生院限价260元，县级医疗机构限价360元。给护送急诊产妇入院者误工补贴（限 4 人内），护送到乡镇卫生院者 15 元/人，县级医院 20 元/人。

3. 具体补助计算方法举例如下：

例 1：县级医疗保健机构平产住院分娩费用 360 元（限价）。项目补偿 150 元。

医院减免：360 ×15％＝54 元

合作医疗：（360－100 元起付线）×40％＝104 元

病人自付：360－150－54－104＝52 元

县级医疗保健机构住院平产分娩，只需付 52 元。同时护送急诊或高危产妇人员 4 人（限）可获误工补贴 20 元/人。

例 2：乡镇中心卫生院平产住院分娩 260 元（限价）。项目补偿 150 元。

医院减免：260 ×15％＝39 元

合作医疗补偿：（260－50 元起付线）×45％＝94.5 元

病人自付：260－150－39－94.5＝－23.5

产妇住院分娩，不付任何医疗费用。同时护送急诊或高危产妇人员每人（限 4 人）可获误工补贴 15 元。

例 3：难产产妇，住院医疗费用 2000 元。

项目补偿 40％：2000×40％＝800 元

医院减免 15％：2000×15％＝300 元

合作医疗 35％：（2000－100 元起付线）×35％＝665 元

给付护送产妇 4 人×20 元＝80 元

产妇自付：2000－800－300－665＝235 元

同时护送急诊或高危产妇人员每人（限 4 人）可获误工补贴 20 元。

例 4：特困家庭 5 岁以下儿童因腹泻、肺炎及中重度营养不良疾病在乡级住院费用为 1000 元。

项目补偿 70％：1000×70％＝700 元

合作医疗补偿：（1000－50）×45％＝427.5 元

特困家庭 5 岁以下儿童因腹泻、肺炎及中重度营养不良在乡级住院，不需要花任何费用。

例 5：特困家庭 5 岁以下儿童因腹泻、肺炎及中重度营养不良疾病在乡级门诊费用为 100 元。

项目补偿：100×40％＝40 元

医院减免：100×15％＝15 元

病人只需付 100－55＝45 元

四、医疗救助的落实工作

自 2000 年、2001 年先后启动“卫生九”和“降消”项目以来，特困家庭及 5 岁以下儿童不能及时就医问题得到了解决。5 年多来，“卫生九”、“降消”项目，共救助农村孕产妇 826 人，救助金额达 48 万余元，救助 5 岁以下儿童肺炎、腹泻、中重度营养不良 130 人次，救助金额为 6 万余元。2003 年新型农村合作医疗在我县实施，我县农村孕产妇住院分娩及 5 岁以下儿童因肺炎、腹泻、营养不良住院诊治的，除按项目实施方案给予救助外，还按照《新型农村合作医疗实施方案》及《细则》相关规定，比其他疾病提高 5 个百分点进行补偿。

五、医疗救助实施过程中的体会

（一）实施效果

“卫生九”、“降消”项目是一项顺民心，得民意的德政工程。妇女承担着孕育后代、繁衍民族的特殊使命，母婴安全不是一般的卫生问题，而是关系妇女、儿童生存与发展，关系民族素质和社会文明进步的重大问题，由于经济社会等多方面原因，农村孕产妇死亡率和5岁以下儿童患病率在农村居高不下，特别是在我县边远少数民族地区，严重危害农村妇女、儿童的生命安全，制约了人口素质的提高和新农村建设的发展。“卫生九”、“降消”项目在我县实施以来，受到社会各界和群众的普遍欢迎和赞扬，被誉为“民心、德政”工程。通过项目的实施，一是改善了母婴健康的基本条件；二是紧紧抓住影响母婴安全的关键环节，开展“母婴绿色通道”等急救措施；三是将贫困救助与农村卫生、妇幼保健、新型农村合作医疗等工作紧密结合；四是大力开展健康教育，更新了农村生育观念；五是提高了农村孕产妇住院分娩率，降低了新生儿破伤风及5岁以下儿童死亡率；六是加大了政府对我县基层卫生的投入。总之，“卫生九”、“降消”项目在我县实施以来，促进了我县农村卫生、妇幼保健和新型农村合作医疗等工作的发展。

（二）存在的问题

1. 受地方经济水平、文化素质影响，部分群众对该项目的实施理解不透，导致住院分娩率不理想，儿童肺炎、腹泻、中重度营养不良等疾病到定点医疗机构的就诊率偏低，造成项目资金沉积。

2. 基层卫生人员业务素质参差不齐，基础设施差，设备落后，制约了项目工作的开展。

3. 救助病种较少，补助经费有限，部分危重病仅靠救助资金难以满足医疗要求。

4. 受计划生育的影响，部分贫困高危孕产妇不到生命危急时，不到医院住院分娩。

5. 当地财力较困难，不能按时足额配套项目资金，给工作也带来了一定难度。

6. 卫生九项目贫困救助实施程序复杂，基层卫生人员操作困难，相当一部分特困救助对象不能及时得到医疗救助。

（三）建议

1. 实行住院分娩全免费。因我县属国家级贫困县之一，经济、文化较为落后，孕产妇住院分娩积极性不高，加上产妇自我保健意识差，待临产时或出现危急情况才急诊附近医院。如果实行住院分娩全免费，特别是在贫困地区，即可有效解决特困孕产妇医疗要求，有效降低孕产妇死亡率，一定程度上提高孕产妇对开展项目意义、目的的认识，更好地推进项目工作开展。

2. 增加儿童疾病的救助病种，降低儿童除肺炎、腹泻及中重度营养不良等疾病之外病种的病死率。

3. 增加基层卫生服务机构的建设与投入，借以提高其就地服务能力，及时对特困孕产妇及5岁以下儿童进行常规检查，从而达到“卫生九”及“降消”项目开展的目的。

4. 简化救助程序，方便救助对象能及时得到医疗救助。

编写人员：张燕（贵州省普安县卫生局项目办）

贵州省黔西县世行贷款卫生九项目医疗救助工作情况

贵州省黔西县卫生九项目办

一、基本情况

黔西县位于贵州高原的西北部乌江上游，与清镇、织金、大方、金沙相毗邻，总面积2254.1平方公里，总人口822627人，总户数192557户，全县所辖28个乡（镇），741个行政村，其中少数民族乡15个。全县有医院和卫生院29所，乡镇卫生院27所，其中中心乡卫生院12所，能开展平产接生的乡镇23个，其中开展剖宫产的乡镇2个。28个乡镇共有产科人员30人，村卫生室763个，村级卫生人员791人。

二、成立特困人群医疗救助管理小组

由县卫生局杜万群副局长任组长，县技术指导小组人员为成员，负责制定特困医疗救助实施计划、督导特困医疗救助实施等工作。

三、制定特困人群医疗救助计划

（一）救助对象

2001-2002年我县在重新镇、红林乡、绿化乡开展特困孕产妇和婴幼儿医疗救助工作，对象为5%的年人均收入低于250元的最贫困家庭孕产妇和婴幼儿，高危孕产妇住院分娩在全县进行。2003-2006年，我县在上述三个乡镇的基础上增加了钟山乡、素朴镇、林泉镇、五里镇等七个乡镇开展特困医疗救助工作，其余二十一个乡镇开展高危住院分娩（必须具备特困条件）。

我们的具体做法是：以村为单位进行，试点乡由各村委会对本村有孕产妇和5岁以下儿童的家庭贫困状况摸底调查，普通乡对孕产妇进行摸底调查。根据家庭贫困程度排队，提出拟救助的最贫困救助对象家庭名单，并在村内张榜公布一周无异议后，由村委会填写医疗救助申请表，经村委会、乡政府进行资格审查签字盖章后报县卫生九项目办公室，最后确认医疗救助对象。确定为特困医疗救助对象者，需发放黔西县卫生九项目特困家庭医疗救助卡，救助对象凭此卡进行检查、诊治，并按比例进行相应的补偿。

（二）医疗救助服务内容及补偿标准

妇幼系统保健（包括产前检查、产后访视、儿童系统保健）由所辖乡、村免费提供基本服务。

特定孕产妇医疗服务的基本内容：

常规住院分娩：县级限价 200 元，乡级 100 元，补偿比例为 40%；

高危住院分娩：县级 1000 元，乡级 500 元，补偿比例为 70%；

产科急症门诊：县级 200 元，乡级 120 元，补偿比例为 40%；

产科急症住院：县级 1200 元，补偿比例为 70%。

5 岁以下儿童特定医疗服务内容：

5 岁以下儿童中重度疾病门诊：补偿比例 40%；

5 岁以下儿童中重度疾病住院：限价 600～800 元，补偿比例为 70%。

（三）医疗救助资金的筹集和发放情况

医疗救助金全部从配套资金中支付，资金来源由省级配套经费中解决 80%，县级财政解决 20%，省项目办配套经费 2001 年为 1.46 万元，2002－2006 年每年均为 5.3 万元。六年共计配套经费 27.96 万元，其中活动经费 10 万元，医疗特困救助金 17.96 万元。县级配套经费 2001 年为 2920.00 元，2002－2006 年每年均为 1.06 万元，共计县级配套 5.592 万元。6 年来省级、县级共计配套经费 33.552 万元，其中项目活动费为 10 万元，医疗特困救助金为 23.552 万元。六年来，确定的救助对象孕产妇 2008 人，婴幼儿 4580 人，实际发生医疗救助的孕产妇 232 人，婴幼儿 869 人，共减免医疗救助金 105445.61 元。

（四）医疗救助金申报、审核、支付及减免程序

1. 由特困医疗救助管理小组负责审核救助对象的有关凭单、登记表、住院病历、病人家属签字的费用单据。

2. 采取直接减免病人，部分返还服务提供者减免资金的方式。

3. 县乡级发生的特困医疗救助金每季度到县卫生九项目办报销 1 次减免费用。必须提供的材料包括住院病人病历、救助卡、花名册；病人在此期间发生的费用及减免了多少，由救助对象签字；所发生的医疗救助金不得弄虚作假，县卫生九项目办经抽查核实，如有弄虚作假，发生的费用将不予报销，造成的经济损失由该院承担，并追究有关人员的责任。

（五）建立医疗救助管理监督制度

对特困医疗救助金实行科学管理、制度管理，建立健全各项规章制度，做到有章可循，违章必究。

对特困医疗救助金实行民主监督、行政监督和财务监督，建立健全监督约束机制，严格审计制度，坚持专款专用。每年接受审计部门审计，提交审计报告。切实保证特困家庭中孕产妇、婴幼儿在医疗保健服务中真正受益。

四、医疗救助的落实工作

1. 项目开始之初

1999 年，经县人民政府承诺，我县参加了世界银行贷款卫生九项目妇幼卫生部分，2000 年 10 月正式启动实施。2005 年我县又获得了“降低孕产妇死亡和消除新生儿破伤风发生”（简称“降消”）项目，县卫生局非常重视项目工作，为了能合理有效地使用项目资金，决定对“卫生九”与“降消”项目实行资金捆绑使用，在人员培训、督导、宣传工作等方面下工夫，通过两年的实施，使我县从 2004 年孕产妇死亡率的 113.14/10 万下降到 2006 年的 70.51/10 万，住院分娩率从 2004 年的 31.2%上升到 2006 年的 57.97%，新生儿破伤风发

生从 2004 年的 1.13‰下降到 2006 年的 0.42‰。

2. 有“降消”项目之后

在 6 年多的时间里，通过卫生九项目、“降消”项目的实施，提高了我县妇幼卫生综合服务能力，特别是在特困医疗救助工作上，县项目办千方百计想办法、搞试点，寻求适合我县特困医疗救助工作的路子，以达到降低我县特困家庭中孕产妇、5 岁以下儿童死亡率，提高我县的健康水平。自 2001 年以来，我县严格按照特困医疗救助实施计划，做到专款专用，有章可循，合理有效地使用特困救助金，确保贫困家庭中孕产妇、婴幼儿在医疗保健服务中真正受益。

3. 实施新农合之后

2007 年我县参与了新型农村合作医疗，并在 1 月 1 日起正式施行，县卫生局立即决定，对卫生九项目特困医疗救助工作实施计划中减免费用标准及时调整，即在农村户口家庭年人均收入低于 600 元的 5 岁以下儿童患肺炎、腹泻、住院治疗（孕产妇住院分娩将由“降消”项目支撑，卫生九项目不再予以减免）可享受特困医疗救助，医疗救助对象申报程序不变，减免费用标准为参加农村合作医疗者在县级住院减免总费用 35%，乡级住院减免总费用 30%，也就是说参加新型农村合作医疗的 5 岁以下儿童患肺炎、腹泻的住院患者，项目减免 30%或 35%，新型农村合作医疗报销 70%或 65%，患者得到 100%免费治疗。未参加新型农村合作者，在县级住院、乡级住院均减免 50%。

五、存在的问题

六年来，在省项目办的统一安排下，根据我县项目实施方案，在人员培训、综合服务能力和特困医疗救助工作等方面做了大量的工作，取得了一定的成绩，但是也存在着一些问题。

1. 相关经验不足

由于特困医疗救助工作在我县是第一次开展，尚没有一个固定的服务模式，只能是边工作边摸索，难免会走弯路。比如我县在 2001－2002 年中，由于救助款未及时到位，救助程序没有直接减免病人费用，而是采取年终或次年到所发生费用的乡镇去发放减免的费用。通过两年的实施我们发现此操作是不符合程序的，而且从领取的费用看，一部分特困人群看门诊减免了几元、十几元，他们来领取此费用时，有的还不够回去的路费，因此放弃不领。2003 年县项目办改变了减免方式，即在县直属医疗保健机构或乡镇卫生院均按比例直接减免。

2. 尚缺乏人力资源

卫生人员的严重缺乏，制约了乡镇卫生院业务工作的开展，最终导致救助对象持卡不能在就近卫生院住院治疗或分娩。例如我县的花溪乡、中建乡卫生院院长既是防疫员又是保健员，没有多余的卫生人员，全院只有职工一人，可想而知，工作难以正常开展。

3. 尚未从根本上解决特困家庭医疗救助问题

2005 年在我县实施了“降消”项目，尽管有其支持，但我县属富裕县（实则是极贫困），救助对象只能是部分减免，而对于特困家庭来说，尽管持有两卡，部分人还是不愿意住院分娩。主要原因是：她们连最低的生活保障都很困难，住院需要交部分住院费用，故最终选择在家或放弃治疗。

4. 特困救助覆盖范围狭窄

由于我县特困人群确定的特困条件是人均年收入低于 250 元以下，因此特困救助范围小，特别是 5 岁以下儿童患肺炎、腹泻减免费用不高，导致在项目开展后期基本只有孕产妇持卡住院，5 岁以下儿童患肺炎、腹泻住院治疗为空白。

六、发展前景

2007 年我县在开展卫生九项目和“降消”项目的同时，又参与农村合作医疗，这给我们广大人民群众特别是特困人群带来了一线生机，解决了他们因生病或住院分娩交不起费用的后顾之忧，具体体现在：

（1）我县新型农村合作医疗的具体做法是：凡农村户口每人交 10 元的参保金，在县级住院减免 65%（保底 100 元），在乡级住院减免 70%，采取直接减免病人费用。

（2）在“降消”项目方面，凡农村孕产妇在县级医疗保健机构住院分娩，平产接生减免 100 元，剖宫产减免 450 元，难产接生减免 30%；乡镇卫生院住院分娩，平产接生减免 100 元，剖宫产减免 360 元，难产接生减免 30%。

（3）卫生九项目特困人群救助范围为 5 岁以下儿童患肺炎、腹泻住院治疗，减免费用标准为参与农村合作医疗者，在县级住院减免总费用的 35%，乡级住院减免总费用的 30%；未参与新型农村合作医疗者，在县级住院和乡级住院均减免 50%。

（4）有了新型农村合作医疗的参与，我县在特困人群救助工作上作了统筹安排，即孕产妇住院分娩由“降消”项目支撑，5 岁以下儿童肺炎、腹泻住院治疗由卫生九项目支撑，也就是说孕产妇住院分娩，5 岁以下儿童患肺炎、腹泻住院治疗，救助对象基本不花钱或少花钱就能平安出院，就能解决救助对象无力支付住院款等带来的后果。

编写人员：曾麟（贵州省黔西县妇幼保健院）
审校人员：杜万群（贵州省黔西县卫生局）

海南省保亭县世行贷款卫生九项目医疗救助工作情况

海南省保亭县卫生九项目办

一、基本情况

保亭县地处海南省中部贫困山区，境内居住有黎、苗、瑶、土、壮等 17 个少数民族，是黎、苗族主要聚居地。经济基础薄弱，文化落后，属国家级贫困县。全县总面积 1160.6 平方公里，辖 12 个乡镇，6 个国营农（茶）场，61 个行政村，416 个村民小组。全县辖区总人口 16.03 万人，其中地方人口 10.83 万人，农业人口 8.49 万人，占地方人口约 80%。全县育龄妇女 2.05 万人，5 岁以下儿童 0.606 万人。2005 年，全县生产总值 85353 万元，人均地区生产总值 5331 元。2006 年开始，我县相继开展降低孕产妇死亡率和消除新生儿破伤风项目（以下简称“降消”项目）及新型农村合作医疗。

二、成立特困人群医疗救助管理小组

由分管副县长任组长，制定《特困人群医疗救助实施方案》、《特困人群医疗救助管理方法》、《特困人群医疗救助服务合同书》、《特困人群医疗救助优质服务承诺书》、《特困人群医疗救助调查表》、《特困人群医疗救助申报表》、《特困人群医疗救助村委会申请报告》、《特困人群医疗救助乡镇政府申请报告》、《特困人群医疗救助县项目办批复报告》、《特困人群医疗救助注册登记表》、《特困人群医疗救助门诊减免登记表》、《特困人群医疗救助住院减免登记表》、《特困人群医疗救助年审表》、《特困人群医疗救助证》、《特困人群医疗救助专用处方》、《特困人群医疗救助经费审核表》等。与此同时，培训乡镇政府分管领导、卫生院院长、妇幼人员、村委会主任、妇女主任、村医和保健员，了解项目实施目的和意义，掌握医疗救助操作程序，共培训了各级各类有关人员 368 人。

三、制定特困人群医疗救助计划

（一）救助对象和救助范围

1. 救助对象

由县项目办、民政局、乡镇政府和村委会共同确定，以县政府当年确定为贫困户的作为医疗救助对象。随着农村经济的发展，农民经济收入提高，贫困标准线也逐年提高。

（1）根据当年医疗救助计划人数，以乡镇为单位，按乡镇出生人口数分配救助指标，乡镇再根据各村孕妇和 5 岁以下儿童家庭贫困程度，从低到高依次排列，村委会张榜公布，接受群众监督。填写《特困人群医疗救助申报表》，逐级上报。

（2）县项目办接到乡镇申请报告后，组织有关人员进行全面调查核实，将符合条件的确定为救助对象，并造册登记，填写《救助证》。

（3）各乡镇卫生院负责把本乡镇“救助证”发放到救助对象手中，并把救助的目的和意义、救助服务范围和病种、就医程序及补偿比例告知救助对象，动员她们到当地卫生院住院分娩或诊疗。

2. 救助范围

医疗救助服务范围包括：孕产妇系统管理、正常住院分娩、高危住院分娩、产科急症门诊及住院治疗、5岁以下儿童中重度疾病门诊和住院治疗。医疗救助病种包括：妇产科的孕妇产前检查、高危筛查、产后访视、孕产妇贫血、妊高征、产前产后出血、住院分娩、孕期和产褥期感染，儿科的呼吸道感染、腹泻、新生儿窒息与复苏、中重度营养不良、贫血、佝偻病。

（二）救助服务项目的收费（减免）标准

医疗救助资金补偿比例：孕产妇保健系统管理服务40元/人，100％补偿；正常住院分娩一律按180元/人给予补偿；高危住院分娩800元/人，70％补偿；产科急症门诊200元/人，40％补偿；产科急症住院，包括转诊抢救1000元/人，70％补偿；5岁以下儿童疾病门诊30元/人，100％补偿；住院800元/人，70％补偿，住院费用最高补偿封顶线为1000元。

（三）医疗救助资金的筹集

救助资金由省、县项目配套资金中筹集，按省1/3、县2/3比例配套。原计划16.31万元，其中省级配套5.38万元，县级10.93万元。第一年按25％、第二年50％、第三年75％、第四、第五年100％。每年从配套资金中划出救助专款，保证资金筹集到位。实际筹集资金共21.93万元，其中省级6.52万元，县级15.41万元。

（四）签订责任书

县项目办和实施医疗救助定点服务单位签订《医疗救助服务合同书》和《医疗救助服务承诺书》，确保救助对象真正享受到全方位的医疗保健服务，达到医疗救助目的。

（五）凭证就医

救助对象凭救助证到全县各定点医疗服务单位就医，就医时采用《医疗救助专用处方》（二联单，第一联药房留底、第二联报账）。定点医疗单位每次要在救助证上详细记录就诊情况，同时填写《医疗救助门诊减免登记表》或《医疗救助住院减免登记表》，登记内容包括就医时间、疾病症状、体征、诊断、检验、治疗、总医疗费用和减免及自付情况。救助对象每次就医（含住院）补偿部分，由各定点医疗服务单位直接减免后报账，不得出现向救助对象先收费后报账再返还资金给病人等现象。此外，还规定高危孕妇住院一定要在县级或以上医疗单位住院分娩。如遇确实需要到上级医疗单位就诊或转院时，必须由县级医疗服务单位出具疾病证明，报县项目办审批同意后，才能到上级医疗单位就诊，否则不给予报账。

（六）严格报账和补偿资金拨付程序

采取每季度报账一次。各定点医疗服务单位每次报账时，要填写《医疗救助经费审核表》（三联单，第一联留底，第二、第三联报账，经审核后，第三联退回给原报账单位备案）。同时附《医疗救助专用处方》（第一联县项目办备案，第二联县妇幼保健所备案），经县妇幼保健所审核后上报县项目办，县项目办最后审批，将补偿资金拨付给各定点医疗服务单位。

（七）加强督查，严格考核

县项目办每季度对各定点医疗单位督查一次，向全县公布医疗救助投诉电话，接受社会监督。每次重点督查医疗服务质量、群众就医满意程度、医疗救助各种原始记录、救助证登记、医疗总花费、报账程序及减免资金回补等情况。如发现虚假报账者，将取消定点医疗服务资格，追究相关责任人责任，并在全县卫生系统通报批评。此外，还积极探索医疗救助过程中存在的问题，如操作过程中减免范围和病种、群众不理解等问题，为今后开展医疗救助工作打下了基础，积累了经验。

省项目办每年都到我县检查 2 次，及时指导和帮助我们改进工作。2003 年 8 月，中央级专家方鹏骞教授到我县的南林乡和什岭镇进行医疗救助评估，对我县医疗救助工作给予充分的肯定。2007 年 1 月 13 日，卫生部国外贷款办段明月处长、项目官员王晓华等一行 6 人，到我县进行督导，对我县今后医疗救助的可持续发展问题提出了宝贵的意见。

四、医疗救助的落实工作

1. 项目开始之初

从 2001 年开始，截至 2005 年，实施医疗救助共 3418 人（计划 3060 人），其中孕产妇 668 人（计划 510 人），5 岁以下儿童 2750 人（计划 2550 人）。医疗总费用 48.62 万元（其中孕产妇 32.87 万元，5 岁以下儿童 15.75 万元），医疗救助减免资金共 21.93 万元（其中孕产妇减免 14.91 万元，5 岁以下儿童减免 7.02 万元）。

2. 实施“降消”项目之后

2006 年开始，我县开展了“降消”项目和新型农村合作医疗，为贫困家庭提供了后续医疗救助。有效地促进我县卫生事业的可持续发展，避免贫困家庭“因病致贫、因病返贫”。“降消”项目救助孕妇凭卡住院分娩，出院时补偿由各医疗单位直接减免，各医疗单位每季度凭救助卡和报账补偿凭证到县妇幼保健所报账，经审核后由县妇幼保健所拨付救助资金到各医疗单位。救助补偿标准按正常住院分娩 150 元/人，高危住院分娩补偿 500 元/人。项目救助资金 20.85 万元，计划救助 1194 人（其中正常分娩 1114 人，高危分娩 80 人）。至 2006 年底，实际发放救助卡 737 人，已实施补偿 385 人（其中正常分娩 349 人，高危分娩 36 人），共补偿资金 7.86 万元。余下项目资金继续在 2007 年实施救助。

3. 实施新型农村合作医疗之后

2006 年 7 月，我县全面开展新型农村合作医疗，筹集资金按每年每人 10 元、县财政 10 元、省财政和中央各 20 元配套（即每人每年 60 元）。孕产妇正常住院分娩减免标准一律按 250 元/人，高危孕产妇住院减免标准按住院总医疗费用减去不该报销部分费用，余下医疗总费用按不同等级报销比例进行补偿。即乡级按 70％、县级按 55％、省级或省外按 40％比例补偿。补偿方法采取本县辖区内由各定点医疗单位直接减免，每月向县合管办报账。如需在省级或省外住院就医，需经合管办同意，一切医疗费用先自付后报销。至 2006 年底，我县参合人数 70165 人，参合率 85％，筹集资金共 420.9 万元，补偿资金共 107.94 万元（其中孕产妇住院受益 352 人，补偿资金 42.15 万元）。

五、医疗救助实施过程中的体会

1. 经验总结

（1）政府重视，部门配合，筹足资金，是做好工作的前提。

（2）加强监督，规范管理，及时改进，是做好工作的关键。

（3）广泛宣传发动，层层抓落实，是做好医疗救助工作的保证。

2. 问题及建议

（1）由于医疗救助筹集资金有限，补偿资金过少，救助力度和广度不大，受益人群不多，覆盖面不广，救助补偿范围不大，救助病种过少，难以满足群众常规疾病服务需求，在一定程度上难以达到救助目的。

（2）医疗救助操作程序复杂，过于繁琐，不易操作。

（3）贫困人群救助对象不易确定，标准难以掌握，仅凭乡镇政府和村委会意见，操作过程中或多或少都存在一定的人情关、关系网等因素，致使有些最贫困人群得不到最基本的医疗救助。

编写人员：陈　邃（海南省保亭县妇幼保健所）
审校人员：杨肖息（海南省保亭县卫生九项目办）

海南省三亚市世行贷款卫生九项目医疗救助工作情况

海南省三亚市卫生九项目办

开展以对特困家庭孕产妇和5岁以下儿童的医疗救助，改善贫困家庭中孕产妇和儿童享受基本卫生服务条件为主要内容的世行贷款卫生九项目妇幼卫生部分（以下简称项目）是近年来我们党和国家的一项顺民心、得民意的德政工程。三亚市委、市政府非常重视这项工作，并把它作为为民办实事、好事的民心工程来抓，在资金的配套和政策的支持等方面均给予全方位的倾斜，对确保项目特困人口的医疗救助工作的顺利实施起到了关键的作用。同时，在项目医疗救助工作实施过程中，我们结合项目实际情况，周密安排，精心组织，加强督导，很好地完成了项目工作计划所提出的各项医疗救助工作任务，并取得了显著的成效，住院分娩率明显提高，孕产妇和5岁以下儿童死亡率明显下降。

一、基本情况

三亚市地处海南省的南端，是个黎、苗、回、汉族聚居的地方。全市辖两个区、六个镇，136个村（居）委会，2005年末，全市常住人口52万，其中少数民族人口21万，占全市常住人口的40.38%，农业人口26万，占常住人口的50%。据统计，我市目前有贫困人口2万多人。我市目前有医疗机构22家，其中市级以上医疗机构7家，乡镇卫生院15家，可以从事助产技术服务的卫生院有13家。直接从事妇幼保健工作人员约310人，村级妇幼保健员172人。

二、成立特困人群医疗救助管理机构，积极开展工作

1. 成立特困人群医疗救助管理机构

为了加强对项目工作的领导，市政府成立以分管副市长为组长，相关部门领导为成员的工作领导小组和技术指导小组，各乡镇政府也相应成立领导机构，加强对项目医疗救助工作领导，确保救助工作顺利实施。

2. 深入调查研究，制定实施方案

我市以往没有执行过世行贷款妇幼卫生项目，缺少相关工作经验，在1999年6月份参加了卫生部在海口举办的全国项目医疗扶贫救助工作研讨会后，我市项目办领导根据会议精神和要求，从有关单位抽调人员，组成项目医疗扶贫救助方案编制小组，开始了项目医疗扶贫救助实施方案制定的准备工作。为制定好实施方案，编制人员先到市扶贫办和民政部门了解全市贫困人口及其分布等方面的基本情况，并深入基层调查摸底，为项目医疗救助工作实施方案的制定提供了可靠的科学依据。在掌握第一手资料的基础上，编制人员认真组织，去

伪存真，并多次征求市扶贫办和民政等部门的意见，四易其稿，最后通过省项目办召开集中审稿会讨论后完成了项目实施方案的制定工作。

3. 学习项目实施方案，认真组织实施

《项目医疗扶贫救助实施方案》出台后，如何实施是确保我市项目工作取得重大成效的基础环节。对此，市政府非常重视，并通过召开专门会议和下发专门文件等形式，要求各乡镇政府要把项目医疗扶贫救助工作作为乡镇政府的一项重要工作来抓，大力支持医疗扶贫救助工作的开展。与此同时，市政府还组织各乡镇分管卫生工作的副镇长及有关领导、妇女主任和乡镇卫生院院长学习《项目医疗扶贫救助实施方案》，使分管领导和具体工作人员都深刻理解实施方案的精神与要求，以确保项目工作的顺利开展和有效实施。

三、制定特困人群医疗救助计划

（一）救助对象和服务范围

1. 救助对象

做好医疗扶贫救助对象的认定是确保项目实施工作的公平性和取信于群众的关键。为使我市救助对象的认定做到不错不漏，在 2000 年我市采取先行试点后逐步铺开的工作方法，选择了原高峰、育才、雅亮 3 个少数民族山区乡镇作为试点，并根据市民政和扶贫部门提供的贫困人口情况，准确地确定救助对象，并把具体指标分配到上述的 3 个乡镇及其所属各村委会，再由辖区卫生院和村委会根据村里孕产妇和 5 岁以下儿童的贫困家庭及其贫困程度提出拟予救助的孕产妇和儿童名单，并经村民民主评议通过后张榜公布。通过公开透明的筛选，再由村委会将群众无异议的救助对象名单逐级上报当地乡镇政府和市项目办，经审批后发给“特困家庭医疗救助手册”，救助对象凭“手册”就可到市区各医疗定点单位就诊或住院分娩。

确定救助对象工作流程：

调查摸底、宣传发动→贫困户申请→村民评议拟定救助对象→张榜公布→上报乡镇政府（卫生院）→县项目办审批、发证→持证就医。

2. 救助范围

结合实际，确定医疗救助服务项目及其收费（减免）标准。为使救助对象能真正享受到基本的医疗保健服务，确保项目工作的顺利进行，我市根据省项目办有关医疗救助工作的要求，并充分考虑多年来产儿科疾病发生的具体情况，对开展医疗扶贫救助服务的项目及其收费（减免）标准进行确定。

（1）应给予救助的妇产科项目有：

妊娠早、中、晚期出血，妊娠合并各种内科疾病和早产等在内的高危妊娠；产后出血、难产与产程延长、孕期和产褥期感染等在内的产科急症；产前检查和产后访视在内的孕产期保健。

（2）应给予救助的儿科项目有：

早产儿、新生儿破伤风、新生儿窒息、新生儿黄疸、急性上呼吸道感染、腹泻病、佝偻病、中重度贫血、中重度营养不良等。

救助服务项目基本覆盖产儿科常见病和多发病。

（二）救助服务项目的收费（减免）标准和药品使用范围

1. 救助服务项目的收费（减免）标准

（1）正常住院分娩减免180元，高危住院分娩减免300元，产科急症减免420元；此外，患妊娠高血压综合征，妊娠合并心脏病，妊娠早、中、晚期出血的特困对象中经济确实困难者可向项目办提出申请减免，其减免费用的最高封顶线为1000元。

（2）孕产期保健服务（产前4次检查、产后3次访视共30元）全免。

（3）5岁以下儿童中重度疾病住院治疗350元内（含350元）的减免50%，门诊治疗150元内（含150元）的减免50%。

2. 药品使用范围

医疗救助工作的实施涉及药品的使用与管理等问题。如果药品的使用不规范、不合理，就会造成乱用药、开大处方等现象的发生，既导致医疗救助资金的极大浪费，又加重救助对象的费用负担。为使各医疗定点单位做到合理用药，因病施治，我市参照海南省医疗保险和新型农村合作医疗用药目录的有关规定，并结合基层卫生院的具体实际，确定医疗扶贫救助的常规使用药品共137种，以明确医疗扶贫救助服务项目的药品使用范围，力争使救助对象获得公平、合理的医疗扶贫救助服务。

（三）救助资金

我市项目医疗救助工作自2000年启动，至2005年底，六年中由省、市共筹措医疗扶贫救助资金26.09万元（省级10.44万元，市级15.65万元），完成资金筹措计划的114%(26.09/23.76)，累计为救助对象减免医疗保健费用26.09万元，其中孕产妇减免12.82万元，儿童减免13.27万元。在医疗救助目标人群中，孕产妇原计划为850人，实际救助1199人，占原计划数的141.06%；5岁以下儿童原计划为5934人，实际救助6709人，占原计划数的113.06%。

四、医疗救助工作的落实

项目医疗扶贫救助工作启动初期，出于初定的费用减免标准偏低等原因，导致部分孕产妇和儿童因得不到较多的实惠而不愿到医疗救助医院分娩和治疗，项目工作进展缓慢。对此，在省项目办的支持下，我市在继续加大扶贫工作力度的基础上还采取了以下强有力措施，有效地推进救助工作的持续健康发展。

1. 适当提高医疗费用减免标准和比例

我们将孕产妇正常住院分娩减免费用标准从原来的80元/例提高到现在的180元/例，儿科普通门诊的医疗费用的减免比例从原来的50%提高到现在的70%。

2. 增加和扩大儿科疾病救助服务病种和范围

我们把项目规定列入救助疾病病种的“儿童中重度肺炎”改为“急性上呼吸道感染”，将诸如小儿感冒、扁桃体炎、急性支气管炎等疾病列入救助范围，最大限度地满足救助对象的医疗保健需求。

3. 订立合同，履行承诺，尽最大努力减轻救助对象的经济负担

为了确保医疗救助工作的顺利实施，市项目办与各级实施医疗救助定点医疗单位签订了《医疗救助服务合同书》和《医疗救助服务承诺书》，保证救助对象真正享受到优质的医疗保

健服务，达到医疗救助的目的。同时为保证某些家庭经济特别困难，且又合并其他严重疾病的救助对象能够有条件、有机会到医疗定点单位进行分娩或治疗，某些医疗单位还采取与救助对象订立合同的方法，承诺凡到该院住院分娩的孕产妇只收医疗费用130元，并对出生的新生儿给予全程免费乙肝疫苗接种和免费体检，鼓励孕产妇到该院住院分娩，确保母婴安全。

4. 坚持特殊病人特殊处理的原则，努力做好危重病人的救助工作

特别是在2003年，我们对因妊娠合并高血压，病情异常急重，经济又特别困难的原高峰乡孕妇董亚伦，在证实其急需抢救且又的确交不起医疗费用的情况下，经上报市项目办领导同意后动用医疗救助资金2409元，进行抢救治疗，使病人最后平安康复出院。

5. 推行先垫付补助费用后上报的方法，方便救助对象就医

为给救助对象接受医疗扶贫救助提供方便，我市对持有“特困家庭医疗救助手册”到定点医疗保健单位接受医疗保健服务的救助对象，只要求其按有关规定交纳应交部分的医疗费用即可，其余的先由定点医疗保健单位垫付，再由定点医疗单位每季度或半年将减免费用的处方和登记表等有关资料上报市项目办审批后如数给予定点医疗保健单位费用补偿，为救助对象创造便捷的就医条件。

6. 确保医疗救助工作的可持续发展

目前，虽然我市卫生九项目医疗扶贫救助资金已使用完，但我市正在采取各种措施从多方面加大对贫困人群的医疗救助力度，帮助解决群众的看病难看病贵的问题，并取得了阶段性的成绩。如从2005年起开展的新型农村合作医疗，孕妇只要交10元参合，住院正常分娩就可减免300元，剖宫产可减免30%左右的医疗费用。从2006年起开展的“降消”项目，救助孕妇住院正常分娩的减免100元，高危住院分娩的减免500元。另外，从2006年开始，我市民政部门在全市开展了对特困群众医疗救助活动，各医疗保健单位还开设惠民病房，实行单病种最高收费限制，对贫困群众减免医疗费用；同时，我市还开展汽车流动医疗扶贫活动，各医疗单位每年至少要组织汽车流动医疗队4次深入农村为群众免费送医送药，减轻群众看病治病的经济负担。在这些救助工作中，卫生九项目医疗救助工作提供了很多可借鉴的方法和经验。

五、医疗救助工作的效果评价

1. 效果

六年来，我市充分利用有限的资金，开展了大量的医疗扶贫救助工作，有效地改善了贫困群众的就医条件，使救助对象得到基本的医疗保健服务，有效提高住院分娩率和降低两个死亡率，取得了“住院分娩率明显提高和两个死亡率明显下降”的显著效果。住院分娩率从2000年的73.67%提高到2006年的91.53%，婴儿死亡率和5岁以下儿童死亡率分别从2000年的15.12‰和19.76‰下降到2006年的11.83‰和14.12‰，孕产妇死亡率从2000年的144.33/10万下降到2006年的57.23/10万，为保障广大妇女、儿童的健康权益做出了较大的努力。

2. 经验总结

（1）政府的高度重视和大力支持，是做好项目医疗扶贫救助工作的关键

我市的项目医疗扶贫救助工作之所以能顺利开展并卓有成效，与各级政府的高度重视和大力支持是分不开的。为切实加强对项目工作的领导，市政府成立了以分管副市长为组长，市财政、发改、卫生、妇联等部门领导为成员的项目工作领导小组，各乡镇政府也相应成立了领导协调机构，纵向到底、横向到边地切实加强对项目工作的组织和领导。与此同时，市政府每年还将应属市级配套的项目经费列入年度财政预算，并确保资金足额到位。六年来，市政府共拨给项目配套资金 77.63 万元，占应配套经费的 100.91%。此外，市政府领导每年还召开一次市项目工作领导小组会议，听取各有关部门的项目工作执行情况汇报，并随时解决项目工作中存在的薄弱环节和具体问题。在政府的领导和各有关部门的支持下，我市的项目医疗扶贫救助工作才得以顺利开展。

(2) 加强督导，是确保项目扶贫救助工作顺利实施的必要手段

为及时发现和有效解决项目医疗扶贫救助工作存在的问题，我市非常注重对项目实施过程中各阶段、各环节的督导与检查工作，每季度都至少组织市项目办工作人员和市妇幼保健院管理人员深入到各定点医疗保健单位进行督导和技术指导一次，这对于及时发现和纠正在项目医疗救助工作中出现的偏差是非常必要的。诸如在项目启动初期，部分定点医疗保健单位错误地把一些非属救助的病种也列入医疗救助范围等情况也是通过加强督导后才发现并予以纠正的。

(3) 加强对定点医疗保健单位的管理，是确保高质量、严要求地做好项目医疗扶贫救助工作的重要环节

为提高各定点医疗保健单位的服务质量和保证救助资金的合理使用，确保项目医疗扶贫救助工作的高效运行，我市对各定点医疗保健单位建立双重制约机制：一是通过建立医疗服务窗口与质量检查评价制度，随时对定点医疗保健单位的服务质量进行检查与评估，使各定点医疗保健单位都能按规定为病人提供优质服务。二是通过实行“节余留用、超支不补”制度，使定点医疗保健单位能主动控制医疗费用的支出，减轻病人费用负担。三是要求各医疗保健定点单位严格执行有关诊疗常规和项目医疗救助药品的使用规定，做到诊断准确、因病施治，杜绝开人情方、住人情院、报人情账。

(4) 加强对管理人员的培训，提高其工作执行能力，是确保项目医疗扶贫救助工作有效开展的根本保证

项目救助工作开展以来，我市非常注重对管理人员的培训工作。2000 年 12 月，我市曾通过省项目办邀请杨辉教授到我市进行现场指导；2003 年 8 月，又再次邀请省项目办医疗救助管理官员孙少文同志到我市对项目医疗扶贫救助工作管理人员进行培训，有效地提高了我市项目医疗扶贫救助工作管理人员的执行能力和管理水平，使我市的项目医疗扶贫救助工作得以有效开展。

(5) 项目成功的管理经验有效促进了其他妇幼项目工作的开展

通过实施世行贷款卫生九项目医疗扶贫救助工作，为我市其他项目医疗扶贫救助积累和提供了宝贵的经验，对促进其他项目医疗救助工作的开展起到积极的作用。如我市目前实施的新型农村合作医疗和“降消”项目贫困孕产妇的救助工作，其工作模式和管理方法有很多方面均借鉴卫生九项目医疗救助工作的成功经验。

3. 问题及建议

从我市卫生九项目医疗救助工作中发现，部分居住在山区的救助对象，由于交通不便，从居住地到医院看病的交通费比看病治疗费用还多，造成了部分救助对象不愿看病治疗，为使这部分救助对象真正得到救助，建议在实施项目医疗救助工作的省或以后的类似项目活动，应把交通不便地区救助对象的交通费列入减免范围。

建立起对贫困孕产妇和儿童医疗救助工作的长效机制。卫生九项目医疗扶贫救助工作确实使贫困人口获得了基本的医疗保健服务，有效提高了住院分娩率和降低了两个死亡率，深受广大群众的欢迎，但这样的救助活动执行时间有限，建议政府应建立起对贫困孕产妇和儿童医疗扶贫救助的长效机制，争取中央财政支持，设立全国性的贫困孕产妇和儿童的医疗救助基金，确实解决贫困孕产妇住院分娩和儿童看病治病的实际问题。

六年来，虽然我市在项目医疗扶贫救助工作中做了一些工作，并取得了一定的成绩，但由于少数民族地区人口较多、经济欠发达、救助任务繁重等原因，我市的项目医疗扶贫救助工作仍存在这样或那样的不足之处，我们将继续努力，克服不足，扎扎实实推进我市项目工作进一步开展，为有效提高我市妇女、儿童的健康水平，构建和谐三亚作出更大的贡献。

编写人员：陈川碧，韦辉（海南省三亚市妇幼保健院）
审核人员：王 萍（海南省三亚市妇幼保健院）

湖南省耒阳市世行贷款卫生九项目医疗救助工作情况

湖南省耒阳市卫生九项目办

一、基本情况

耒阳市是一个地处湘南的县级市，位于亚热带季风气候区，境内以丘陵山地为主要自然地貌，四季分明，山清水秀。总面积 2656 平方公里，辖 34 个乡镇办事处，639 个行政村、24 个居委会，有人口 130 万，其中农业人口占 86.8%。人均年收入低于 800 元、人均粮食产量低于 350 公斤的特困人口约 3.26 万，占农业人口的 3.1%。

2000 年 1 月世界银行贷款卫生九项目在湖南正式启动，耒阳市被列为 43 个项目单位之一。项目总投入 510 万元，其中项目贷款为 40 万美元，省、衡阳市及耒阳市三级配套 178 万元人民币。项目实施七年以来，我们严格按照国家和省卫生九项目工作的总体部署，规范和加强妇幼卫生各个领域工作，全市妇幼卫生面貌发生了翻天覆地的变化。特困人口（妇幼人群）的医疗救助是世界银行贷款卫生九项目妇幼卫生部分的一项重要内容，其目的是改善特困人口获得基本卫生服务的利用水平和诊治疾病的经济能力，帮助特困人口获得基本卫生服务。按照《世界银行贷款湖南省卫生九项目妇幼卫生子项目特困人口医疗救助实施计划》要求，结合我市实际情况，统筹规划、精心部署，在特困人口医疗救助实施方面取得了较好的成绩。

二、成立特困人群医疗救助管理小组

1. 加强领导，制定切实可行的实施方案

市人民政府成立了由主管副市长任组长，财政、审计、教育、卫生、民政、计划生育、妇联等相关单位负责人为成员的领导小组，具体负责全市项目的行政管理和业务管理，安排年度配套资金和项目实施计划，监督、检查和指导项目实施情况。项目领导小组下设办公室，办公地点设在我市妇幼保健院，负责日常工作。市委、市政府高度重视，在项目启动之前，召开了市委常委会议、政府常务会议、党政联席会议，专题研究项目实施方案。1998 年 4 月上旬召开领导小组第一次会议，之后每半年召开一次例会，及时解决项目实施工作中的具体问题。自 1998 年以来，先后以耒阳市人民政府的名义，下发了《关于成立耒阳市卫生九项目领导小组的通知》、《耒阳市世界银行贷款卫生九项目实施方案》、《世界银行贷款卫生九项目耒阳市特困人口医疗救助实施计划》、《世界银行贷款卫生九项目耒阳市特困人口医疗救助管理办法》、《世界银行贷款卫生九项目耒阳市特困人口医疗救助实施办法》。各种方案、办法的制定，使得工作有章可循，为项目的实施奠定了政策基础。

2. 宣传发动，层层组织培训

为进一步落实救助工作，市卫生九项目办在举办各类项目培训的同时，特地举办了为期2天的“特困家庭医疗救助培训班”，参加培训的有各乡镇办事处分管领导、民政助理及各乡镇卫生院、市直医疗卫生单位负责人，共140人。同时下发了简单易懂的《救助实施程序图》和《救助办证流程图》，并对如何进行摸底调查、造册、确定救助对象进行了详细的讲解。利用卫生九项目一月一次例会时间，对各乡镇卫生院长、妇幼专干进行培训，并以院长和妇幼专干为师资，以乡为单位组织全体乡村医生，妇幼保健员及村支书、主任进行培训，传授相关知识。项目实施过程中共举办各类培训班48次，培训工作人员2400人次。通过培训提高了工作人员的认知程度，使他们在工作中得心应手，运用自如。

三、制定特困人群医疗救助计划

（一）救助对象和服务范围

1. 救助对象

（1）确定全市救助人口比例

根据我市国民经济状况，参照其他县市救助办法，确定了我市救助的特困人口占农业人口总数的3.1％，其中我市三个省级贫困乡：长坪、太平、沙明乡救助的特困人口占其农业人口总数的5％，其他乡镇、办事处占其农业人口总数的3％。在2000年至2004年5年中，贫困乡长坪、太平、沙明救助对象占其救助的贫困人口比例分别为50％、70％、80％、90％、100％；其他31个乡镇办事处比例分别为20％、40％、60％、80％、100％。各乡镇办事处不能突破该比例户数，否则市项目办不予审批。

（2）确定特困家庭

特困家庭的确定由乡镇政府具体负责，以乡为单位，按全市分配的比例，由村委会调查摸底确定（附表1）。凡是年人均收入低于800元、粮食低于350公斤的农民被确定为救助对象，确定的救助对象在村组进行张榜公布，接受群众监督，公示7天后如无异议，由村委会逐户填写“世行贷款特困家庭登记表”（附表2）和“耒阳市特困家庭医疗救助申报表”（附表3），报乡镇政府审核认定，再由乡镇政府填写“申报特困人口医疗救助名单的报告”（附表4），报市卫生九项目办审批，经项目办核实确认后填写“申报特困人口医疗救助名单报告的批复”（附表5）、“耒阳市特困家庭医疗救助名单”（附表6）和“特困家庭医疗救助注册登记表”（附表7），并发放“世行贷款卫生九项目耒阳市特困人口医疗救助卡”。医疗救助卡每年由项目办年审，并加盖年度审核章，未进行审核或已脱贫的不再享受救助待遇；每年新定救助对象按上述程序申报、审核、批复、发卡。为使繁琐的申报、批复程序简单化，2003年我们在总结前两年的工作经验的基础上，将上述六表合一，设计了“耒阳市特困家庭孕产妇、儿童医疗救助申报表”（附表8），该表一目了然体现了申报、批复的各个环节，减少了救助对象往返徒劳，节约了工作成本，提高了工作效率，使救助对象的确定简单而易于操作。

2. 救助范围及标准

特困人口持“特困医疗救助卡”到医疗救助定点医院接受基本卫生服务，享受项目规定的基本卫生服务减免补偿。特困对象可以享受以下基本卫生服务的减免：

(1) 正常孕产妇享受100%孕产妇系统保健费用；高危孕产妇住院分娩费用（不含药费）减免60%，最高金额不超过1500元；正常孕产妇住院分娩费用（不含药费）减免40%，最高金额不超过500元；

(2) 0～7岁儿童全额享受健康检查及四苗接种费；对中、重度疾病如急性肺炎、急性腹泻等按住院费和诊疗费的50%予以减免，最高金额不超过500元；

(3) 不享受补助的范围：打架、斗殴、酗酒、服毒、自杀、交通事故、外伤、晚期癌症、糖尿病、冠心病、慢性肾炎、CT检查、超声碎石、器官移植等昂贵医疗费用和输血费、药费、镶牙、自请医生、婚前检查以及未经批准私自到外地或非定点医院住院或购药；

(4) 特困家庭经年审已脱贫后，除妇女孕产期保健服务费用延长至全程保健服务结束外，享受的待遇即行终止。

（二）确定医疗救助定点医院

为了方便特困人口进行医疗服务，项目办通过考察，根据各医院的技术力量、产科建设等内容，确定我市医疗救助定点医院为45个。为保障救助对象与定点医院的合法权益，使特困人口医疗救助落到实处，我们与各定点医院签订了《特困人口医疗救助优质服务承诺书》及《卫生九项目特困人口医疗救助住院服务合同书》，并经常组织相关人员到各定点医疗进行督促检查，对违约的拒付救助金或取消其资格，有效地保证了特困人口获得基本卫生服务。

（三）规范医疗救助报账的程序及救助费的支付

1. 预防保健费用的报账与支付

救助对象持救助卡到乡卫生院或村卫生室接受卫生服务，服务定点机构先垫付救助补偿费用，并对救助对象提供的服务进行登记造册，填写“特困家庭医疗救助预防保健费用支付申报表”（附表9），由受益者签名。村级提供的服务由服务提供者持受益者签名的“特困家庭医疗救助预防保健费用支付申报表”一式二份交乡镇卫生院审查汇总，经乡镇卫生院领导签字盖章后报市卫生九项目办审批。

2. 住院医疗费用的报账与支付

先由定点医疗保健机构在做好住院登记的基础上填写“耒阳市特困家庭医疗救助住院服务费用支付申报表”（附表10），由救助对象或家属和医疗机构负责人签字，一式二份，连同费用单据一起报市卫生九项目办审批。

市卫生九项目办每半年受理一次特困人口医疗救助费用申报工作，经审核由项目办主任签字后，从市财政卫生九项目专户直接拨给各申报单位，并采取入户调查、给救助对象一封信等方式确认被救助对象的真实性，以确保对象真正受益，对不符合程序和不合理的费用一律不予支付，充分体现了报账的真实性和严肃性。

（四）救助资金

1. 精确测算补偿基金

按照项目的总体要求，特困人口医疗救助基金应100%减免计划免疫（四苗接种）和孕产妇系统保健服务费用，救助对象享受常见病住院费50%的补偿。为精确测算补偿基金，我们开展了全市补偿项目的基线调查，根据基线调查资料，考虑保险因子、增加系数、风险储备系数，通过充分论证，我们分别精确测算出了预防保健服务补偿费和住院补偿费，通过年度补偿验证，测算值与实际补偿额基本相当。

2. 市财政保障投入

我市卫生九项目总投入510万元，其中项目贷款40万美元，按照省、市、县三级配套的原则，我市财政应配套128万元。对于卫生事业的发展，市政府历来高度重视，1998年4月，市政府常务会议就决定，将项目所需128万元配套经费，从1999年起列入财政预算，分期配套到位，在财政极为困难的情况下，每年按时足额落实了配套资金，确保了项目的顺利实施。同时，我市十分重视农村卫生事业发展，从1999年起，每年均投入120万元以上，用于乡镇卫生院的基础设施建设。近年的乡镇卫生院国债建设项目又为我市农村卫生发展注入了新的活力，投资700多万元的乡镇卫生院国债建设项目已全面完成，极大地改善了农民群众的就医条件，有效地促进了乡镇卫生院健康、有序发展，也为妇幼卫生的发展奠定了基础。

3. 救助资金做到专款专用

救助金由市卫生九项目办直接管理，设立财务主管、会计和出纳，建立专账、实行专款专用，专户储存，印鉴分管，由项目办主任一支笔审批。市卫生九项目办会同审计部门坚持年审制度，并将审计结果报告上级项目办及同级人民政府，自觉接受监督。市卫生九项目办不定期对救助金申报、支付、管理等进行内部审计检查，若有挪用、贪污挥霍、不合理报销等情况及时纠正，并视情节分别给予通报批评、拒付补偿金、取消定点医院资格，并对当事人给予行政处分直到追究法律责任。

（五）加强督查，严格考核

为加强对特困人口医疗救助工作的监督，市卫生九项目工作领导小组每年组织两次大的监督活动，并邀请市人大代表、政协委员及市卫生局领导参加，对整个工作计划执行及项目实施情况进行督查，将督查结果予以通报。市项目办定期下基层督导工作落实，进行专业指导，发现问题及时纠正。项目办每半年进行一次账目公布，自觉接受社会各界监督。同时为强化医疗救助工作的质量监管，项目办每年组织一次年度考核及质量评估，内容包括组织管理、基金配套、支付补偿、卫生服务质量、社会信息反馈等，考核结果作为年终奖惩的依据，5年来共奖励项目工作做得好的单位46个次，通报批评25个次，作为年终评比一票否决的单位7个。通过强化督察，严格考核，激励与惩处并重，有效地提高了他们的工作积极性，确保了特困医疗救助的平稳运行。

四、医疗救助的落实工作

2005年，我市被列为全国新型农村合作医疗第二批试点县（市），共有参合农民61.1万人，参合率达64.14%，共有住院补偿17908人，补偿兑付金额1436.54万元，受益度为25.68%。2006年全市参合农民64.81万人，参合率达73.06%，截至12月31日，全市已有41412人享受到合作医疗住院补偿，补偿金额为3086.7万元，人均住院补助金额为775元，受益度31.6%，受益面为6.4%，其中定额住院分娩补助1524人次，补偿金额30.48万元，享受最高补偿金额2万元的17人，补偿金额在1～2万元的141人。合作医疗的开展使农民群众的健康权益得到了极大的发展，2007年我市农民参合率达90.4%。

五、医疗救助工作的效果评价

1. 效果

2003年卫生九项目通过了世界银行和卫生部的中期评估，得到了与会专家的一致好评，2005年我市住院分娩率为86.01%，孕产妇、婴儿死亡率和5岁以下儿童死亡率分别下降到28.88/10万、16.66‰和20.31‰。2006年我市被评为“湖南省乡镇卫生院产科建设达标市”。

特困人口（妇幼人群）的医疗救助项目实施五年以来，各乡镇办事处共申报了4560户6782人，批复了4357户5453人，注册了2670户3332人；共下拨救助款599426.91元，救助2896人；其中住院医疗559504.41元，共救助1155人；预防保健39922.5元，共救助1741人。通过实施特困人口医疗救助，提高了特困家庭的卫生服务利用率，改善了特困人口的健康状况，降低了孕产妇和5岁以下儿童死亡率。

2. 新型农村合作医疗与卫生九项目扶贫救助的比较分析

（1）我市新型农村合作医疗的特点：

①参合率高，受益面广，受益的是所有参合农业人口；

②明确医疗补偿为住院费用的补偿，明确孕产妇住院补偿为：平产补偿医疗费用200元，剖宫产根据实际发生的费用按比例补偿；

③报账程序简单，报账速度快，补偿按照“即生即补”的原则，补偿额在2000元以下的，各定点医疗机构在患者出院时当即兑付，补偿额在2000以上的，直接到市合管办兑付；

④报销比例适当，封顶线较高。乡镇、县级、市级、省级医疗机构住院的起付线分别设置为：60元、300元（7岁以下儿童60元）、800元、1000元。住院费用补偿比例分别为58%、45%、35%、30%。最高封顶线设置为2万元。

（2）我市特困医疗救助的特点：

①受益面不大，只适用于特困人口中的孕产妇和0～7岁的儿童；

②报账比例不大，封顶值过低，我市医疗救助金额不超过1500元；

③报账程序过于繁琐，报账速度太慢，正常报账审核每半年一次，周转时间太长，甚至我市至今尚有部分救助款不能到位，造成诚信度降低。

（3）新型农村合作医疗与特困医疗救助工作的比较

我们认为在推行新型农村合作医疗试点工作的县（市）实施卫生九项目扶贫救助工作价值不大，建议卫生九项目特困人口医疗救助提高补偿比例，增加社会覆盖面，简化报账程序，以提高农民群众对项目扶贫救助的信任度和参与的积极性。

编写人员：张恒梅（湖南省耒阳市妇幼保健院）
李小宝（湖南省耒阳市卫生局）
审校人员：罗秋生（湖南省耒阳市妇幼保健院）

附录

表 1　耒阳市乡镇办事处基本情况调查

乡镇（村）名称	村个数（含居委会）	组数	户数	农业人口数	人均纯收入（元）	年人均低于800元人口数

表 2　世行贷款特困家庭登记表

湖南省耒阳市　　　乡　　　村　　　年度

编号	户主姓名	人口数	劳动力人数	0～6岁儿童	18～45岁已婚妇女数	残疾人数	年人均纯收入（元）	抗贫状况 1未脱贫 2返贫	致贫返贫原因	过去一年住院情况					过去一年孕产情况			
										卫生院		县以上医院		应住院未住院	孕妇人数	分娩人数	住院分娩	活产婴儿
										人次	天数	人次	天数	人数				

填表日期：　　年　　月　　日

表 3　耒阳市特困家庭医疗救助申报表

乡(镇)　　　村　　　组　　　　　　　　　　　　填表时间：　　年　　月　　日

<table>
<tr><td rowspan="2">家庭成员姓名</td><td rowspan="2">出生年月</td><td rowspan="2">与户主关系</td><td rowspan="2">是否劳动力</td><td colspan="3">健康情况</td><td colspan="2">贫困情况</td><td rowspan="2">年人均纯收入(元)</td><td rowspan="2">致贫原因因病欠款意外原因</td><td rowspan="2">备注</td></tr>
<tr><td>健康</td><td>残疾</td><td>慢性病</td><td>未脱贫</td><td>返贫</td></tr>
<tr><td></td><td></td><td></td><td></td><td></td><td></td><td></td><td></td><td></td><td>1999 年</td><td></td><td></td></tr>
<tr><td></td><td></td><td></td><td></td><td></td><td></td><td></td><td></td><td></td><td>2000 年</td><td></td><td></td></tr>
<tr><td></td><td></td><td></td><td></td><td></td><td></td><td></td><td></td><td></td><td>2001 年</td><td></td><td></td></tr>
<tr><td></td><td></td><td></td><td></td><td></td><td></td><td></td><td></td><td></td><td>2002 年</td><td></td><td></td></tr>
<tr><td></td><td></td><td></td><td></td><td></td><td></td><td></td><td></td><td></td><td>2003 年</td><td></td><td></td></tr>
<tr><td rowspan="2">乡审查意见</td><td rowspan="2" colspan="3"></td><td colspan="8">评定意见(年)</td></tr>
<tr><td colspan="2">1999</td><td colspan="2">2000</td><td colspan="2">2001</td><td>2002</td><td>2003</td></tr>
<tr><td>项目办审批意见</td><td colspan="3"></td><td colspan="2"></td><td colspan="2"></td><td colspan="2"></td><td></td><td></td></tr>
</table>

表 4 __________乡关于申报卫生九项目妇幼卫生子项目特困人口医疗救助名单的报告

市卫生九项目办：

按照卫生九项目《耒阳市特困人口医疗救助管理办法》规定，我乡政府于　　年　　月　　日召开办公会议，对我乡　　村委会申报的　　户　　人特困家庭名单进行审核，认为符合特困人口医疗救助条件的共　　户　　人，现予报批。

请批复。

附：特困家庭医疗救助申报表

年　　月　　日

表 5 耒阳市卫生九项目妇幼卫生子项目办公室关于　　　　乡申报特困人口医疗救助名单报告的批复

乡政府：

你乡申报特困家庭医疗救助户名单收悉，经　　月　　日办公室审查研究，特困家庭医疗救助　　户　　人，符合条件，确定为特困家庭救助对象，现将名单附后，望张榜公布并监督村委会张榜公布，同时通知救助户户主带 1 寸半身照片到市项目办办理领取、发放医疗救助卡手续。

附：特困家庭医疗救助名单

（一式四份：省、市、县、乡）

年　　月　　日

表 6　耒阳市特困家庭医疗救助名单

乡

住址（村、组）	户主姓名	救助对象	住址（村、组）	户主姓名	救助对象

表 7　耒阳市特困家庭医疗救助注册登记表

乡　　　村

救助卡编号	户主姓名	家庭成员姓名	性别	出生年月	与户主关系	发卡时间	受益登记				
							2000 年	2001 年	2002 年	2003 年	2004 年

表 8　耒阳市特困家庭孕产妇、儿童医疗救助申报表

____乡（镇）____村____组　户主姓名____性别____出生年月____

救助对象	性别	出生年月	与户主关系	人均收入
申请救助原因 盖章（签字）　　　年　　月　　日				
村审查意见 盖章（签字）　　　年　　月　　日				
乡审查意见 盖章（签字）　　　年　　月　　日				
市项目办审批意见 盖章（签字）　　　年　　月　　日				

表9　特困家庭医疗救助预防保健费用支付申报表

乡　　　村

卡号	户主姓名	接受服务者姓名	年龄	性别	服务项目 1　产前 2　产后 3　计免	服务时间	服务次数	费用（元）	受益者签名	服务者签名

申报时间：　　年　　月　　日　　　　　　　　　　申报经手人：

负责人：　　　　　　　　　　　　　　　　　　　　共　　页，第　　页

表 10 耒阳市特困家庭医疗救助住院服务费用支付申报表

湖南省耒阳市　　　　　医院

序号	住院号	救助卡号	户主姓名	病人姓名	年龄	性别	住址	住院原因：1. 病 2. 伤 3. 分娩	住院天数	出院日期	出院诊断	经治医生	医疗费用(元)									自付费用	救助费		病人姓名	审批意见
													药品	检查	化验	治疗	放射	手术	住院	其他	合计		%	(元)		

注：此表一式三份，乡镇自存一份，上报卫生九项目办

湖南省芷江县世行贷款卫生九项目医疗救助工作情况

湖南省芷江县卫生九项目办

一、基本情况

芷江地处湖南西部，云贵高原东缘，是一个以侗族为主、同时居住有汉、苗等15个民族的少数民族省级贫困县，县域面积2099平方公里，辖28个乡镇，302个行政村，9个居委会。全县总人口36万，其中农业人口31万，占全县总人口数的88%。医疗机构35个，其中县直医疗卫生机构7个，乡镇（中心）卫生院28个，并设立了302个村卫生室。

为全面贯彻落实“一法两纲”，自1999年起，我县县委、县政府按照“借东风、攻弱项、强管理、降两率”的战略思路，举全县之力，全面实施卫生九项目，2000－2001年同时实施第一轮“降消”项目，2004年又实施新周期“降消”项目，2005年开始启动新型农村合作医疗试点工作。几年来通过卫生九项目及新型农村合作医疗等的实施，取得了良好的运行效果，特别是自实施贫困妇女儿童的医疗救助项目以来，改善了农村孕产妇住院分娩的基本条件，建立了孕产妇抢救绿色通道；提高了基层妇幼人员的业务素质，普及了住院分娩；同时，强化了农民群众的母婴安全和卫生保健意识；降低了农村孕产妇和婴幼儿死亡率。几年来，共救助妇女儿童3190人，救助资金38余万元。住院分娩率从项目实施前的63.0%上升到2006年的93.5%；2006年孕产妇死亡率为0，婴儿死亡率为16.6‰。

二、成立特困人群医疗救助管理小组

我县被列入卫生九项目县后，县委政府和卫生行政主管部门高度重视，把贫困妇女儿童的医疗救助当成一项德政、惠民工程来抓：一是县政府和卫生局将卫生九项目目标列入各乡镇、卫生院年度考核内容，县、乡、村层层签订责任状，孕产妇和婴幼儿死亡率成为考核硬指标，并实行“一票否决”。二是制定下发了《项目实施方案》、《项目督查方案》、《项目技术指导小组》、《孕产妇分娩贫困救助方案》、《人员培训及健康教育方案》、《项目资金管理意见》等一系列配套文件。三是先后建立了相应的领导机构和专门的管理机构，成立了三组一室：即项目协调领导小组、项目督导小组、项目技术指导小组和卫生九 、“降消”项目管理办公室。

三、救助资金的筹集和发放

卫生九项目的总目标是改善贫困地区孕产妇和儿童的健康状况，救助服务的好坏直接影响到项目目标的实现。我县在实施过程中，多渠道筹措和落实贫困救助资金。项目实施后，县财政每年投入配套专项资金30余万元，用于特困人群的医疗救助。实施新型农村合作医疗后，把住院分娩和贫困孕产妇救助纳入了医疗补偿范围，规定平产分娩人均补助150元，难产及产后并发症最高可补偿15000元，贫困孕产妇在得到合作医疗住院补偿的同时另还可获得150～3000元的贫困救助；在全县范围内免费开展妇科病防癌普查和7岁儿童健康体检。与此同时，由县扶贫办和民政部门牵头，设立了“农村贫困家庭医疗救助基金”，把贫困妇女儿童救助纳入扶贫救助计划。

四、经验小结

1. 建立全新的贫困医疗救助模式

贫困人群的健康服务已成为21世纪人口与发展的一个新领域，其中核心的服务之一是对贫困人群实施医疗救助，而核心中之核心便是贫困孕产妇和儿童的医疗救助。为此，我们以贫困孕产妇和儿童的医疗救助为重点，一是建立了以村医生为主体，集“公共卫生、妇幼保健、基本医疗”为一体的“三职合一”村级公共卫生服务网络，并以村级公共卫生服务为平台，充分发挥其社会公益性作用，关口前移，源头控制，减少疾病发生的可能性，降低小病演变成大病的几率，花小钱，办大事；少花钱，多办事，做到防病于未然。二是对重大疾病、特困孕产妇和儿童，依托新型农村合作医疗和“农村贫困家庭医疗救助基金”实施二轮乃至三轮住院救助，解决特困特需问题。我县上坪乡上坪村高危孕产妇吴卯秀，妊高征、子痫前期综合征，蛋白++，于2006年6月19日在县人民医院妇产科行剖宫产术，共花去医疗费5000多元，农村合作医疗给予补偿了2000余元，而吴卯秀家庭十分贫困，县项目办又为她提供了3000元贫困救助金，彻底解决了该产妇本次住院的医疗费用。三是免费为农民进行健康体检，建立家庭健康档案信息化管理系统，重点是母子保健一条龙等预防保健救助，以最低的投入，早期预防疾病，早期治疗疾病，很具成本效益。四是把孕产妇住院分娩纳入单病种费用包干，并向社会公开承诺，所有孕产妇在住院待产期间免收一切费用，对于特困户、重症孕产妇，费用减免50%。并凭借农村合作医疗制度，促使医疗机构和医生主动控制成本，选择最佳治疗方案，缩短平均住院天数，有效控制医疗费用的增长，确保医疗救助资金使用的最大效益。2006年，全县住院医疗费用首次出现“负增长”，平均降幅达8%。

2. 建立贫困救助项目的长效机制

提高村级妇幼保健人员对高危产妇的筛查能力和乡镇卫生院对孕产妇的急救能力是降低孕产妇和儿童两个死亡率的关键。

（1）抓好妇幼卫生人员的强化培训工作

按照项目进度要求，我们有计划地提高各级妇幼保健人员的专业技术水平。针对薄弱环节，我们举办了妇幼信息与管理、婚前医学检查、优生优育技术、出生缺陷及妇幼卫生健康教育等培训班，通过考试考核检查，高质量地完成了项目第一、二轮培训任务，大大提高了妇幼队伍的素质。

（2）提高妇幼卫生人员待遇，充分调动工作积极性

2005年在全县卫生系统内进行了“妇幼专干”公开招聘工作，选拔高素质的人才从事妇幼工作，并将其工资列入财政预算且全额发放，不断提高妇幼专干的待遇。同时为村医生

每人每年解决400元的服务报酬，履行好公共卫生服务职能。

通过提高素质、保障待遇，加强了基层妇幼保健工作，充分调动了妇幼人员的工作积极性。妇幼工作人员采取“孕产妇住院分娩通知书”、“住院分娩预约宣传单”和“分村组包干”等形式，对孕产妇进行登记、建卡、产前检查、产后访视、动员和护送孕产妇住院分娩。项目工作实施以来，对2.5万余名孕产妇进行了高危筛查和管理，9000余名高危孕产妇监护管理率达100％。

3. 创造贫困救助项目良好的实施环境

（1）大力加强健康教育工作

为提高育龄妇女的自我保健意识，提高全县住院分娩率，我县妇幼卫生人员进村入户进行宣传，并建立了示范乡村、示范户，以点带面，广泛宣传发动，使妇幼健康教育30条核心知识做到了家喻户晓。通过对各乡镇及目标人群的监测检查，知晓率为93％。同时还采用灵活多样的宣教形式，如制作大幅宣传牌、出黑板报宣传栏、开展宣传月活动、印发母婴保健手册、开办孕妇学校等，宣传妇幼保健知识，进行健康教育，使广大群众对妇幼保健的认识得到了提高。

（2）跟进硬件建设，完善管理职能

项目实施以来，全县共装备产科设备1150件（台），对28所乡镇卫生院进行全面改扩建，共投资580万元，重点加强产科建设，全县乡镇卫生院产科建设到2006年底已全部达标。

同时我们还对乡镇卫生院产科进行分类管理，规定业务服务范围：其中一类卫生院开展平产、难产、剖宫产、产科出血及抢救高危孕产妇；二类卫生院开展平产、一般难产及时护送转诊；三类卫生院开展平产及护送转诊。

编写人员：曹继环，唐召飞（湖南省芷江侗族自治县卫生局）
审校人员：彭峰（湖南省芷江侗族自治县卫生局）

吉林省桦甸市世行贷款卫生九项目医疗救助工作情况

吉林省桦甸市卫生九项目办

一、基本情况

桦甸市位于吉林省东南部，第二松花江上游，幅员 6250 平方公里。全市设有 6 乡、5 镇、5 个街道办事处和 1 个省级经济开发区，总人口 45 万。

全市共有市级医疗机构 4 个、乡镇卫生院 16 个、村级社区卫生服务站 246 个，驻桦国、省、吉林市营企事业单位职工医院 6 个。2000 年卫生九项目妇幼部分启动以来，共对农村 34759 名特困孕产妇和儿童实施了医疗救助，投入医疗救助资金 43.2 万元。特困人群医疗救助工作对改善贫困孕产妇和儿童的医疗状况，降低孕产妇和婴儿死亡率，对保障广大妇女儿童的身体健康发挥了重要作用。

我市卫生九项目妇幼部分启动以来，始终坚持以“吉林省卫生九项目妇幼部分检查评比标准”为指导，以降低孕产妇和婴儿死亡率为重点，以特困人群医疗救助为主要措施，进一步加强领导，精心组织、强化措施、落实责任，促进了项目工作健康、持续、协调发展，在特困人群医疗救助方面突出抓了三个方面的工作。

二、成立特困人群医疗救助管理小组

卫生九项目妇幼卫生部分实施以来，市政府和项目办公室始终把特困人群医疗救助工作作为践行“三个代表”重要思想的具体实践，作为保护妇女、儿童身体健康，提高妇女、儿童生命质量的民心工程。一是成立了以市政府主管领导为组长，卫生、民政、农业、财政、妇儿工委、工会、残联等部门主要领导为成员的“桦甸市卫生九项目妇幼子项目特困人群医疗救助工作领导小组”，并下设办公室，负责日常具体工作。各成员单位根据市政府的安排，各司其职、各负其责，认真履行承担的特困人群医疗救助工作职责。各乡镇政府、各街道办事处、各相关部门按照市政府的总体要求，也相继成立了特困人群医疗救助领导机构，形成了医疗救助工作主要领导亲自抓、负总责，分管领导具体抓、负主责的领导机制。二是市政府从全市医疗救助工作实际出发，制定下发了“桦甸市人民政府关于对特困孕产妇和儿童实施医疗救助的通知”和“桦甸市卫生九项目妇幼子项目办公室关于对贫困孕产妇实施医疗救助的实施方案”，对医疗救助工作的指导思想、救助对象、审批程序、资金发放原则进行了总体安排。三是坚持把特困孕产妇和儿童医疗救助工作纳入各乡镇、街道、各相关部门重要议事日程，摆在突出位置。作为主要领导年度目标责任制考核的主要内容，从机制建设上保证了医疗救助工作的顺利开展。四是市政府、项目办和卫生行政部门主要领导采取听取汇报、工作调度、现场办公等有效方法较好地解决医疗救助工作中出现的新情况、新问题，保证了医疗救助工作全面、协调发展。

三、救助资金的筹集

市政府在地方财政十分困难的情况下，拨付特困孕产妇和儿童医疗救助专项资金 2.4 万元，各医疗卫生单位投入 28 万余元，重点用于特困孕产妇和儿童的医疗保健费用补助，为医疗救助工作提供经济支持。

四、经验小结及实施效果

1. 整合医疗救助社会资源，拓宽医疗救助渠道

卫生九项目妇幼卫生部分启动以来，我们始终把特困孕产妇和儿童医疗救助作为项目工作的重点去抓，努力研究与探索医疗救助的新机制、新渠道、新途径。实行医疗救助与民政扶贫相结合，与新型农村合作医疗相结合，与农村剩余劳动力转移（阳光工程）相结合，与农民扶贫相结合，取得了较好的医疗救助效果。

（1）实行特困孕产妇和儿童医疗救助与民政部门扶贫有机结合，建立与完善目标一致、利益共享、优势互补、协调发展的医疗救助机制。市政府明确要求，各级民政部门对城乡低保户生活扶持，优先考虑特困孕产妇和儿童的扶持，同样贫困家庭，对拥有贫困孕产妇和儿童的家庭要优先照顾、优先审批，保证特困孕产妇和儿童最基本的生活保障和医疗保障。近年来，仅民政部门对特困孕产妇和儿童实施的医疗救助就达 3676 人次，投放医疗救助资金 6.8 万元。

（2）实行特困孕产妇和儿童医疗救助与农村新型合作医疗有机结合。对参加农村新型合作医疗的特困孕产妇和儿童从产费、床费、检查费等方面予以特殊照顾，并逐步提高报销比例，由过去报销的 23%提高到现在的 45%。两年来，共为 805 名特困孕产妇和 1273 名特困儿童实施了医疗救助，报销医疗费用 12.7 万元。这一举措，一方面体现了新型农村合作医疗制度的优越性，另一方面促进了特困孕产妇和儿童医疗救助工作的顺利开展。

（3）实行特困孕产妇和儿童医疗救助与农村剩余劳动力转移（阳光工程）有机结合。近年来，市政府十分重视“三农”工作，把农村剩余劳动力转移摆在十分突出的位置，先后实施了“阳光工程”。在实施“阳光工程”工作中，把特困孕产妇和儿童家庭剩余劳动力转移摆在优先考虑的位置，先后组织特困妇女和儿童家庭剩余劳动力 426 人先后赴北京、天津、青岛、威海等地外出务工，并对外出人员免费培训，发放路费，不断改善特困孕产妇和儿童的生活条件，提高他们应对“因病致贫、因病返贫”的抗御能力。

（4）实行特困孕产妇和儿童医疗救助与城乡扶贫有机结合。各乡镇政府、各街道办事处、各社区服务站在开展城乡特困居民服务工作中，优先安排特困孕产妇和儿童的扶贫，同等条件、同等贫困，以特困孕产妇和儿童帮扶为主。

为了提高特困人群医疗救助的透明度，我们先后制定下发了“特困孕产妇和儿童医疗救助标准”和“特困孕产妇和儿童医疗救助审批办法与审批程序”，采取村委会（居民委）推荐、民主评议、张榜公布，乡镇政府和街道办事处审批，市卫生九项目妇幼子项目办公室审核备案的办法。经层层把关和严格审批后，对特困孕产妇和儿童发放“医疗救助卡”，特困

孕产妇和儿童凭医疗救助卡在市、乡、村三级医疗机构就诊可享受一定的优惠政策，免费检查、免费健康咨询、免费发放预防性投药、免费预防接种。

2. 充分发挥医疗机构的职能作用，保证特困人群医疗救助的落实

卫生行政部门和医疗单位是卫生九项目妇幼卫生部分承办单位，对特困人群医疗救助负有重要的职责。为此，在项目实施期间，市卫生局先后印发了“桦甸市卫生局关于做好卫生九项目妇幼子项目特困人群医疗救助工作的通知”，对医疗单位医疗救助工作做出了全面部署和具体安排。为加大特困人群医疗救助力度，市卫生局把特困人群医疗救助工作目标纳入医疗卫生单位年度目标责任制考核中，并赋予一定的考核分数。各医疗单位年度医疗救助工作不达标的单位不能评先，主要领导不能评优，并依据“奖罚办法”，给予一定的经济处罚。在医疗救助资金安排上市卫生局规定：市直医疗单位年度特困孕产妇和儿童医疗救助资金不少于 1500 元；乡镇卫生院医疗救助资金不少于 1000 元；农村社区卫生服务站医疗救助资金不少于 300 元。主要用于特困孕产妇和儿童医疗费用补助。五年来，全市医疗单位累计支付医疗救助资金达 28 万元。近年来，根据上级部署，市委、市政府每年都组织文化、科技、卫生“三下乡”活动，每次“三下乡活动”都把特困孕产妇和儿童医疗救助作为工作重点，予以特殊照顾。为了进一步抓好““降消”项目”，积极有效地降低孕产妇死亡率，提高住院分娩率，我们在全市开展了贫困孕产妇救助工程，对各乡镇筛选出来的特困孕产妇，经民主评议、张榜公布、乡镇政府和卫生院严格审批，对特困孕产妇签发“贫困孕产妇救助证明”，孕产妇凭救助证明到全市医疗单位分娩，正常产每人免收医疗费 100 元，剖宫产每人免收医疗费 500 元。为加强医疗市场整顿，强化孕产妇分娩管理，近年来，市卫生行政部门先后取缔了个体接生员，以文件形式规定个体妇产科诊所和社区卫生服务站不得从事接生活动。每年都有组织、有计划地对医疗市场，特别是对妇产科执业活动进行集中整顿，使全市产妇住院分娩率达到了 98.5%，高危产妇住院分娩率达到了 100%，有效地保证了母婴安全。孕产妇死亡率逐年下降，目前我市孕产妇死亡率已低于全省平均值。

五、问题及建议

卫生九项目妇幼卫生部分实施以来，由于全市各级领导的高度重视和专业机构、专业队伍的不懈努力，项目工作特别是特困孕产妇和儿童医疗救助工作取得了一定成绩，也积累了一些经验和较为成熟的做法。但严格按照“吉林省卫生九项目妇幼子项目检查评比标准”检查我们的工作，按照国家、省关于项目工作的总体要求，我们的工作还存在如下薄弱环节。

（1）由于地方财政比较困难，对特困人群医疗救助工作投入不足，在一定程度上制约了医疗救助工作的开展。

（2）由于个别家庭，特别是贫困家庭抵御“因病致贫、因病返贫”的能力不强，给特困人群医疗救助工作带来了一定困难。

（3）特困人群医疗救助工作是一个多部门的工作，从总体上看救助资源整合不到位，救助机制还不完善。

以上既是制约我市特困人群医疗救助工作的主要矛盾，也是今后一个时期我们必须认真对待，认真加以解决的主要问题。对此，我们将进一步加强领导，完善机制，创新工作方式、方法，不断巩固与发展我市特困人群医疗救助工作的新成果，为全面做好卫生九项目妇

幼部分，为促进我市妇幼卫生事业的改革与发展，为逐步降低孕产妇和婴儿死亡率，为保障广大妇女儿童的身体健康作出不懈的努力。

编写人员：侯杰（吉林省桦甸市妇幼保健院）
审校人员：姜玉珠（吉林省桦甸市妇幼保健院）

吉林省辉南县世行贷款卫生九项目医疗救助工作情况

吉林省辉南县卫生九项目办

一、基本情况

吉林省辉南县位于吉林省东南部，长白山西麓，地域总面积为2247平方公里，有369344人口，全县现有11个乡镇，145个行政村，农业人口为221344人，占总人口数的59.93%。从2000年开始正式执行世行贷款卫生九项目，2004年执行“母婴安全项目”，2005年执行““降消”项目”，2006年执行“新型农村合作医疗项目”。

1999年6月，项目伊始，我们就制定了《辉南县利用世界银行贷款开展卫生九项目妇幼子项目特困人口医疗救助实施计划》，同时召开了辉南县世行贷款卫生九项目扶贫协调会，确定救助办法。

二、制定特困人群医疗救助计划

（一）救助对象和补助范围

1. 救助对象

特困家庭的确定由乡镇政府组织负责，以村为单位进行，由村民委员会对本村贫困家庭状况进行调查摸底，对贫困家庭程度排队，提出拟救助的最贫困家庭名单。经群众民主评议通过后，逐户填写“村特困家庭登记表”和“特困家庭医疗救助审批表”各一式三份（县、乡、村各一份），报乡政府审核认定后再报县项目办公室审批。审核批准后，在乡政府监督下，由村委会对救助名单张榜公布，并填写“特困家庭医疗救助注册登记表”一式三份，以户为单位发放由县统一印制的“辉南县特困家庭医疗救助卡”。被救助的特困家庭实行一次性救助终审制度，在年度末进行审定。在审定时，由特困家庭填报“特困家庭救助年审表”，特别情况下，经审定应继续进行救助的，在“注册登记表”和“医疗救助卡”上加盖年度审核章，无审核章的为无效卡。新定救助对象，按程序填写“注册登记表”，根据注册登记表，核发或审验“医疗救助卡”。

2. 补助范围

享受孕产妇系统保健服务费的100%补助；享受儿童保健服务费的100%补助；享受新法接生费的40%补助；享受常见病住院费用的50%补助。

（二）项目的监督与评估

救助资金的管理和使用严格按照吉林省制定的农村医疗救助资金管理规定执行。坚持救助资金公平透明、专款专用的原则，使贫困家庭的孕产妇能够直接受益。国家支持的孕产妇贫困救助经费，由县级卫生行政部门负责救助资金申请报批、救助卡发放、救助经费报账及汇拨。每半年向省级卫生行政部门上报资金使用情况。

县项目领导小组及项目办公室将贫困救助工作纳入项目监督指导工作中，每半年对项目工作检查指导一次，内容包括：查阅贫困救助资金实施办法；查看全县救助资金名单、享受救助资金数额明细表、救助对象签名或印章，了解救助资金使用情况；随机抽取接受救助的产妇家庭进行入户调查，了解救助范围、标准及救助资金使用情况；了解并反馈贫困救助资金使用存在的主要问题及建议。

三、医疗救助的落实工作

（一）项目开始之初

1999 和 2000 年按照《辉南县利用世界银行贷款开展卫生九项目妇幼子项目特困人口医疗救助实施计划》在 8 个乡镇确定贫困妇女儿童 5045 人，因资金问题未开展救助工作。

2001 年项目办公室向县项目领导小组汇报卫生九项目医疗救助工作，经项目领导小组研究决定由县保健院出资对贫困妇女儿童开展医疗救助工作。项目领导小组下发了《关于进一步做好卫九项目特困家庭医疗救助工作的通知》，县卫生九项目办公室决定以医疗救助处方的形式开展医疗救助工作。

1. 在全县范围内确定贫困妇女儿童 11067 人，发放医疗救助处方 33240 张，持贫困救助处方在县妇幼保健院就医减免部分医疗费用。在全县确定的 11067 人当中有 248 名孕产妇，每人发放孕产妇保健卡一张，持孕产妇保健卡到县妇幼保健院可免费做辅助检查，其中有 193 名贫困孕产妇接受了检查，减免金额计 1960 元。

2. 对贫困家庭 7 岁以下儿童每人发放维生素 D_2、维生素 A、钙片、肠虫清片等儿童保健药品，对患肺炎、腹泻的儿童给予消炎药、止泻药和补液盐等药品救助。到 2003 年 6 月末为止，共给儿童发放各种预防和治疗药品共计 537 人份，合计人民币 7570 元。

3. 妇女和儿童就医使用医疗救助处方 6558 人次，直接减免金额 97835.20 元。

4. 吉林省 2004 年卫生九项目与母婴安全项目进行整合，拨付给辉南县 2 万元，用于母婴安全项目专家蹲点、业务培训和医疗救助。辉南县按照平产 100 元/人，难产 500 元/人的标准，在经济欠发达的 6 个乡镇确定贫困孕产妇 37 人（2004 年分娩 20 人，2005 年分娩 17 人），其中平产 22 人，难产 15 人，救助金额为 9700 元。四项累计救助总金额为 117065.20 元。至 2005 年上半年已完成《辉南县利用世界银行贷款开展卫生九项目妇幼子项目特困人口医疗救助实施计划》中的 110800 元的救助金额。

（二）““降消”项目”贫困孕产妇医疗救助实施情况

1. 救助程序

（1）由县卫生局负责印制贫困救助资金申请表、救助卡和贫困孕产妇住院分娩救助经费三联单。贫困救助资金申请表由县卫生局下发至乡镇卫生院，乡镇卫生院下发到各村保健员或妇女干部。由村保健员或妇女干部负责发到本村贫困家庭孕产妇，填写后交到村委员会讨论确定，并在全村张榜公布，接受群众监督。经乡镇卫生院复核，报乡镇政府备案，同时上报县卫生局，经审批同意后办理贫困孕产妇救助卡。

（2）县卫生局将批准的贫困救助孕产妇名单和救助卡下发至乡镇卫生院，由村保健医或妇女干部按名单将救助卡发至贫困孕产妇，并告知贫困救助卡使用范围和减免程序及标准。持救助卡的孕妇到指定的定点医疗保健机构住院分娩。

（3）医疗保健机构在接受贫困孕产妇住院分娩或严重产科并发症救治时须查验救助卡，出院结账时收回救助卡，并进行登记。将减免经费分别填入“贫困孕产妇救助经费三联单”，确定减免经费的额度，由产妇本人或家属签名，并保留第一联，其余两联留作报账用。

（4）医疗保健机构每季度凭贫困孕产妇救助卡、贫困孕产妇救助经费第二、三联，到县卫生局办理报账手续。

（5）县卫生局按救助标准对上报材料进行逐一审核，同意后在一个月内将经费（连同第二联）汇拨至医疗保健机构，并保管好所有原始材料和单据，以备责任制核查。

2. 补助范围及标准

2005年开始“降消”项目在全县17个乡镇全面铺开，按照平产100元/人，难产500元/人的标准，救助121人，其中平产67人，难产54人，救助金额为3.37万元；2006年9月末（3＋1报表时限）共救助470人，其中难产35人，平产435人，救助金额为6.10万元；2005年和2006年总计救助贫困孕产妇591人，总金额9.47万元。

四、医疗救助的效果评价

1. 效果

通过卫生九项目妇幼卫生部分和母婴安全项目工作的开展，我县的住院分娩率由2000年的79％提高到2006年的99.59％；孕产妇死亡率由2000年的73.71/10万下降到2006年的31.75/10万；婴儿死亡率由2000年的14.74‰下降到2006年的4.76‰。这些成绩的取得与开展卫九项目和母婴安全项目是分不开的。

2. 经验小结

（1）得到了县政府的支持

县级政府给予了高度重视，县卫生九项目领导小组经常召开会议，解决卫生九项目工作存在的问题。如组织召开《卫九项目扶贫协调培训会议》，协调各乡镇政府在实施卫生九项目扶贫救助工作中给予积极配合及大力支持。

（2）得到相关部门的协力配合

我们与财政、计委、妇联、共青团、计划生育等相关部门配合，实施卫生九项目。每当我们工作中遇到难题时，我们都是积极主动向政府有关领导请示、汇报后，由政府领导亲自予以解决。

因此，实施卫生九项目过程中必须要向政府领导勤汇报、勤反映，使我们的工作被政府领导有所了解和理解，在解决困难和问题时心中有数，进而能及时决策，正确处理，取得事半功倍的工作效果。

（3）适时调整救助方案

在贫困救助资金不到位的情况下，为了保证卫生九项目医疗扶贫救助工作的顺利实施，我们采用了医疗救助处方、减免医疗费用、发放药品等方法完成医疗救助工作。

3. 存在问题

（1）卫生九项目医疗救助工作手续繁琐，表格过多，增加了人力财力的支出。

（2）由于配套资金筹集问题，影响了项目医疗扶贫救助工作的正常进行。

编写人员：孙世霞（吉林省辉南县妇幼保健院）
审校人员：杨旭东（吉林省辉南县妇幼保健院）
罗云花（吉林省辉南县妇幼保健院保健部）

新疆维吾尔自治区玛纳斯县世行贷款卫生九项目医疗救助工作情况

新疆维吾尔自治区玛纳斯县卫生九项目办

一、基本情况

玛纳斯县隶属新疆维吾尔自治区昌吉回族自治州，地处天山北麓，准噶尔盆地南缘，东距自治区首府乌鲁木齐135公里，西距石河子市17公里，北疆铁路、国道312线、乌奎高速公路横贯全境，交通网络四通八达。总面积1.1万平方公里。全县共有14个乡镇场站，158个行政村，总人口13万，人均纯收入7128元。8所县级医疗机构，11所乡镇卫生院，72所村级卫生室，无家庭接生的专业人员。全县有能力开展住院分娩医疗机构5家，其中县级是县医院，乡级是乐土驿卫生院、塔西河卫生院、清水河卫生院、旱卡子滩卫生院，其中三所是牧区乡卫生院。医疗设施配置和技术人员配备基本能满足广大人民群众医疗卫生保健的需要。

二、成立特困人群医疗救助管理小组

1. 加强领导，制定切实可行的实施方案

我县在卫生九项目妇幼卫生部分扶贫医疗救助工作中，始终把加强领导、统一思想、形成合力，建立全社会关注、齐抓共建的良好运行机制作为首要工作来抓，主要采取了“四项措施”：一是建立政府主要领导负责制。政府把卫生九项目扶贫医疗救助工作作为卫生工作的重点工作之一，同安排、同部署、同检查。成立了由主管副县长任组长，10个相关部门领导为成员的玛纳斯县卫生九项目扶贫医疗救助领导小组，将各项责任目标具体细化，做到任务到人，各司其职，各负其责，统筹安排，整体推进，确保了卫生九项目扶贫医疗救助各项工作的顺利实施。二是制定下发了《玛纳斯县卫九项目妇幼卫生子项目扶贫医疗救助管理办法》、《玛纳斯县卫九项目妇幼医疗保健扶贫标准病例治疗方案》；每年都制定下发《玛纳斯县卫九项目妇幼子项目扶贫医疗救助工作安排》等规范性文件，对工作中存在的重大问题，均通过领导小组集体研究、科学决策，为项目工作的顺利实施奠定了基础。三是为扎实有效的开展卫生九项目工作，加强部门协作，每年召开协调会议，研究工作中存在的难点和问题，各部门、各单位密切配合，充分发挥职能作用，强化信息沟通和工作配合，形成工作合力，提高扶贫医疗救助工作质量。四是加强监督检查，我县卫生九项目妇幼部分扶贫医疗救助工作领导小组对开展卫生九项目妇幼部分扶贫医疗救助情况定期进行检查，及时发现和解决问题，总结工作经验，逐步形成了较为完善的扶贫医疗救助工作机制，有效地维护了妇女儿童的健康权益。

2. 提高业务人员能力及管理水平

一是认真做好培训工作，四年来，我县利用医疗业务学习、继续医学教育、乡村医生例会等学习机会，对卫生技术人员进行全员培训。二是对扶贫对象的确定和资金的筹集进行了明确，确定了扶贫医疗救助的范围、病种和医疗保健费用的补助标准。三是建立了就诊和转院制度、处方制度、报账制度。对县乡两级开展扶贫救助工作人员进行了培训，统一标准、规范管理。确定了扶贫医疗救助定点医疗机构。四是通过村级申报、乡级审核、县级审批层层把关，严格审核，并对确定的扶贫人员名单以文件的形式公布。

三、制定特困人群医疗救助计划

（一）救助对象和救助范围

1. 救助对象

确定贫困线标准，根据我县经济发展水平，确定以户为单位牧区人均年纯收入低于700元，农区人均纯收入低于1000元的人群。按照“总量控制、平衡使用”的原则，根据各乡镇贫困人口的比例和县妇幼保健站的调查结果，按乡镇分配扶贫医疗对象名额。各村委会要逐一填写“扶贫医疗对象申报表”，报经乡镇卫生院、乡镇人民政府分别复核、签字、登记造册后上报县项目办。各乡镇上报的扶贫医疗对象名额不能突破县项目办的分配数额。

县项目办根据各乡镇上报的扶贫医疗对象名册，会同民政部门逐一审查后，最后确定各乡镇享受扶贫医疗的对象，发放统一印制的“扶贫医疗证”，“扶贫医疗证”由项目办主任签发。扶贫医疗对象凭证到指定的医疗单位享受规定范围内的医疗保健服务。

被确定为扶贫医疗对象的孕产妇每年申报一次，其享受期限从怀孕12周起到分娩42天后止。被确定为扶贫医疗对象的儿童每年复核一次，超龄、死亡或其间脱贫者则被注销，从注销之日起不再享受规定范围内的医疗保健。若在期间再次返贫，可重新申请确定。

全县扶贫医疗对象名额要拿出总数的10%作为机动名额，用于一些突发因素所致的特困人群扶贫医疗补助。

2. 救助范围

妇幼扶贫医疗保健服务的范围是：常规孕产妇保健、高危产妇住院分娩、严重产科并发症的管理、严重儿科疾病的门诊治疗、严重儿科疾病的住院治疗。确定的孕产妇病种是：孕期保健、孕产妇中重度贫血、妊娠高血压综合征、妊娠中晚期出血、产后出血、顺产（住院分娩）、难产、感染（孕期、产褥期）。

确定的儿童病种是：常规儿童保健、新生儿复苏、新生儿硬肿症、中重度营养不良、中重度佝偻病、腹泻、小儿肺炎。

（二）救助资金

项目执行期间，县财政配套扶贫医疗资金7万元，为项目的实施提供了可靠保证。扶贫救助对象主要是5岁以下儿童和贫困家庭中的孕产妇，孕产妇及儿童常见病、多发病按比例进行直接减免，经费由各医疗单位到县项目办半年结算一次。

（三）补助标准

常规孕产妇保健服务，最高限额100元；孕产妇贫血补助，最高限额100元；中度以上妊娠高血压综合征补助，最高限额600元；妊娠中、晚期出血补助，最高限额400元；产后出血补助，最高限额500元；难产补助，最高限额600元；顺产补助，最高限额200元。

儿童保健服务补助，每人最高限额25元；新生儿复苏补助，每人最高限额300元；新生儿硬肿症补助，每人最高限额200元；中重度营养不良补助，每人最高限额200元；中重度佝偻病补助，每人最高限额100元；腹泻补助，每人最高限额200元；小儿肺炎补助，每人最高限额300元。

四、医疗救助的落实工作

1. 医疗救助工作的启动惠及广大贫困人群

扶贫医疗救助工作在我县全面启动以来，为了让广大的农村贫困人群得到及时救治，切实把国家的优惠政策落实好，确保此项工作正常运转，我县财政根据妇幼部分工作要求，每年拿出1万元用于特困人群医疗救助，为使有限的资金补助到最需要的人，我们结合工作中现状，及时总结经验，不断完善，扶贫人员申报每年一次，并于每年1月份公布名单，但孕产妇是一个动态的人群，有一部分贫困孕产妇得不到救助，为此我县及时调整特困人群救助比例：2000年我们组织开展基线调查，在2003年制定方案，于2004年开始试点，直至2005年全面推开。其中，医疗救助人群占孕产妇和儿童目标人群的比例为5%；2006年救助人群孕产妇占目标人群的比例为10%，儿童占目标人群的比例为5%；2007年牧区孕产妇救助人群占目标人群的比例为20%，农区孕产妇和儿童救助人群占目标人群的比例为5%。提高孕产妇救助比例，同时对孕产妇申报实行时有时报，并针对我县扶贫救助中儿童救助比例较低并且都是以门诊治疗为主的现状，将5岁以下儿童调整为3岁以下儿童，同时提高了贫困救助经费补助的比例，将孕产妇住院分娩顺产比例提高到200元，将难产比例提高到600元，将儿童门诊补助报销比例提高到50%。3年来我县共确定扶贫救助人员371人，其中孕产妇117人，5岁以下儿童254人，得到救助孕产妇110人，救助儿童180人，共计补助经费3万元。

2. 结合新型农牧区合作医疗工作的开展，在全县建立农村医疗救助制度

新型农牧区合作医疗工作的开展，对于提高农牧民健康保障水平，减轻医疗负担，解决因病致贫、因病返贫问题具有重要作用。2003年10月玛纳斯县被正式批准为全国新型农牧区合作医疗项目试点县，我县开展了项目启动前的各项准备工作，开展基线调查，制定实施方案，于12月2日在全县正式启动此项工作。同时，国家、自治区为参合农牧民的补助款146万元到位。2004年我县农牧民参合率为60%，当年共为2457名住院农牧农民补偿114万元，为46名农牧民支出医疗费用过高的进行了二次补偿，补偿住院医疗费8万元。合计为2503名农牧民进行了包括肝、胆、脾、肾、子宫B超，血脂、血糖、心电图、肺透、X光为内容的免费体检。2005年我县农牧民参合率为71.23%，当年共为4989名住院农牧民补偿175万元，为106名农牧民支出医疗费用过高的进行了二次补偿，补偿住院医疗费29万元，合计为5095名农牧民补偿204万元。免费为27135名农牧民进行了体检。2006年我县农牧民参合率为86.57%，当年共为7400名住院农牧民补偿251万元，为130名农牧民支出医疗费用过高的进行了二次补偿，补偿住院医疗费40万元，健康体检基金用于各定点医疗机构体检补助。2007年我县农牧民参合率为91.04%。对5岁以下儿童和孕产妇在县乡医院住院报销比例，提高了10%，对产妇住院分娩补助300元，建立了我县孕产妇及5岁

以下儿童住院费用补助机制。

五、医疗救助的效果评价

1. 实施效果

从三年来的运行情况看，各项工作运转良好，此项政策的实施，使我县妇幼卫生工作状况得到了明显改善，贫困孕产妇和儿童健康状况得到很大改善。四年来我县孕产妇死亡 1 人，5 岁以下儿童死亡率由 2003 年的 23.33‰下降到 2006 年的 15.63‰，对降低孕产妇死亡率和 5 岁以下儿童死亡率发挥了重要的作用。

2. 存在的问题及建议

（1）我县仍有三个牧区乡以畜牧业为主，由于受经济条件及环境因素制约，还仍有一部分贫困人群看不起病，特别是这三个牧区乡人口占到全县人口的 1/6，而 5 岁以下儿童死亡占到全县的 1/2。

（2）社会医疗救助体系还不完善，救助水平低，覆盖面较窄，应建立专项的医疗救助基金。

（3）积极推行住院分娩，将孕产妇住院分娩工作列入政府目标考核或一票否决工作中，加大对贫困孕产妇及儿童的救助力度，不断提高社会救助的能力和水平。

编写人员：黄玉珍 韩爱娟（新疆维吾尔自治区玛纳斯县卫生局）
审校人员：黄玉珍（新疆维吾尔自治区玛纳斯县卫生局）

新疆维吾尔自治区疏附县世行贷款卫生九项目医疗救助工作情况

新疆维吾尔自治区喀什地区疏附县卫生九项目办

一、基本情况

疏附县是一个经济欠发达的农业县，属国家扶贫帮困县，全县30万人，其中农业人口27.21万人，占总人口数的90.70%；每年计划内孕产妇6000人，其中农村孕产妇5500人，占孕产妇总数的91.66%，农村贫困群众9000人，占总人口数的3%，农民因病致贫、返贫率高达49.9%，所以建立农村贫困人口医疗救助制度，对解决“三农”问题，促进新农村建设，确保社会稳定都有着重要的现实意义。

二、成立特困人群医疗救助管理小组

加强农村妇幼工作是各级政府的主要职责，县人民政府及各乡（镇）人民政府把疏附县卫生九项目农村孕产妇住院分娩工作作为坚持执政为民，身体力行“三个代表”主要思想，转变政府职能的主要内容。统一思想，提高认识，狠抓落实，结合我县实际，制定出台了《疏附县卫生九项目农村孕产妇住院分娩救助实施方案》，召开了动员大会，层层签订了责任书。成立了项目领导小组，明确了各部门职责，形成了上下联动，齐抓共管的工作局面。要求各乡、镇人民政府对村医护送孕产妇住院分娩实行奖励，每护送一名孕产妇奖励10元。卫生局作为业务主管部门，为了确保项目顺利实施，在项目实施前就做了大量的前期工作，首先从妇幼保健站抽调了十四名业务骨干对全县农村孕产妇进行摸底调查并对这十四名业务骨干进行了培训，其次印制了内容丰富、通俗易懂的宣传单8万份，进村入户宣传住院分娩的好处及项目救助标准等内容。并制定出台了《疏附县卫生九项目农村孕产妇住院分娩救助医疗管理办法》。

三、制定特困人群医疗救助计划

（一）救助对象和救助范围

1. 救助对象

按照《自治区卫生九项目医疗扶贫救助实施方案》要求，我县于2003年制定出台了《疏附县卫生九项目医疗扶贫救助实施方案》，确定了全县总人口的5%为特困人群。为了使救助工作顺利实施，首先对特困家庭进行了规定，即按照每年活产数的5%，确立为贫困人群，每年约300人；特困人群确定的程序：由各村居民向村委会提出加入特困家庭妇幼医疗救助的申请，再由村委会进行民主评议，根据标准筛选出特困家庭，并对家庭中孕产妇和儿童进行造册登记，上报乡政府。乡政府汇总后报县项目办审批，县项目办经审查批准后，统一发放“疏附县特困家庭妇幼保健医疗救助证”。

2. 救助范围

疏附县卫生九项目农村孕产妇住院分娩救助工作要求是救助覆盖面达到100%，住院分娩率要达到90%。救助人群是全县农村孕产妇（包括5%的特困孕产妇）。

救助范围：农村孕产妇产前检查、住院分娩、产后访视。

救助标准：（1）农村孕产妇产前检查、产后访视费全免；（2）农村孕产妇在当地卫生院住院分娩费用全免；（3）农村孕产妇因难产转到县及县级以上医疗保健机构住院分娩的，由新型合作医疗办公室按照规定予以报销。对5%的特困孕产妇因难产住院分娩的在新型合作医疗办公室按照规定予以报销后，剩余的自付部分由合作医疗大病救助再次给予报销。

（二）救助资金

1. 救助工作覆盖面窄，救助实施不力

在项目实施期间，我县最低限度开支水平的扶贫基金共需17万元，其中自治区提供50%，县级提供50%。费用限额及减免幅度为：特困孕产妇产前检查、产后访视及新生儿访视费用全免；因难产住院分娩的，可凭“疏附县特困家庭妇幼保健医疗救助证”在县级医疗保健机构限价接生为250元/人，乡卫生院限价为50元/人。因救助工作覆盖面窄，每年仅有300名孕产妇及儿童得到救助。到2004年项目已实施四年，但是目标完成情况并不理想，为了巩固项目成果，进一步增强我县基层卫生机构产科综合服务能力，提高服务质量，保障母婴安全，我县按照项目实施方案要求，围绕项目总目标，就如何提高住院分娩率、降低孕产妇及婴儿死亡率，展开了研究调查。县人民政府于2004年7月，组织县卫生局相关人员对全县农村孕产妇就住院分娩问题进行了抽样问卷调查，结果显示：60%的农村孕产妇因家中经济条件差无钱住院分娩，20%的农村孕产妇因封建礼教制约认为生孩子是天经地义的事不愿去医院分娩，20%的农村孕产妇居住地离卫生院远而交通不便无法住院分娩。

2. 制定政策保证补助资金的有效落实

为了降低农村孕产妇死亡率和婴儿死亡率，我县项目办调整了《疏附县卫生九项目医疗扶贫救助实施方案》。县委、县人民政府决定对全县农村孕产妇实行免费住院分娩。同时，在县财政十分困难的情况下投入了60万，用于我县卫生九项目农村孕产妇住院分娩救助工作。

自2005年起我县财政每年投入60万，疏附县新型合作医疗投入51.2万元，共计111.2万元用于救助。为保证资金专款专用，我县特制定出台了《疏附县卫生九项目农村孕产妇住院分娩救助资金管理办法》，项目资金实行专人负责，统一管理，对资金使用情况严格加强监督，做到每年由县审计局对资金使用情况进行审计，使有限的资金发挥了最大的效益。

四、医疗救助的落实工作

2005年5月我县被确定为自治区新型农牧区合作医疗试点县，2006年1月，被确定为国家级试点县。从县情实际出发，不断创新工作思路，改进工作方法，完善配套措施，出台了《疏附县农村医疗救助实施办法（试行）》，解决了贫困农牧民参合及大病医疗救助困难。

1. 出台相应的配套政策

为进一步提高我县农村合作医疗对大病重病、特殊困难群众的保障能力，解决参加新型农村合作医疗的农民因病致贫、因病返贫的问题，特制定了《疏附县新型农村合作医疗大病医疗救助实施方案》，同时为了解决城镇低保人员的生存问题，也制定出台了《城镇低保人员医疗救助实施方案》。

2. 成立大病医疗救助领导小组

为进一步做好贫困农牧民参合问题及防止因病致贫、返贫现象，2006 年为 3453 户，12284 人代缴合作医疗资金 18.4 万元，全县五保户、特困户、优扶对象均参加合作医疗。截至目前，得到大病医疗救助的共计 71 人，补偿资金共 42.11 万元。从根本上缓解了农民因病致贫、返贫的问题。

3. 对特困人群及农村孕产妇分别实施特别补给方案

根据《疏附县 2006 年新型农村合作医疗实施方案》，对五保户等特困人群住院就诊不设起付线，在通过新型农村合作医疗住院统筹给予补偿后，其个人自付部分由民政部门补给。

特困户在得肺结核病住院治疗时，60％的住院医疗费用直接由肺科医院给予减免，其余部分由县合管办除去《三个目录》外，不设起付线，按比例给予报销。

对城镇低保人员制定《城外低保人员医疗救助管理办法（试行）》，2007 年共有 2146 户，4804 人参加了城镇低保合作医疗，共筹集资金 329400 元，现财政为每位低保人员配套的 10 元计 48040 元也已到位，其中个人账户划入 30 元，现城镇低保医疗救助工作也健康有序地进行着。

农村孕产妇因难产在县及县级以上医疗保健机构住院分娩医疗费用，从合作医疗大病统筹基金中按比例补偿，但不设起付线。

五、医疗救助工作的效果评价

1. 效果

（1）实施效果显著

自 1999 年卫生九项目在我县实施以来，特别是 2005 年我县开展卫生九项目农村孕产妇住院分娩救助工作后，项目工作取得了明显成效。孕产妇死亡率由 1999 年的 123.50/10 万下降到 2006 年的 61.77/10 万；婴儿死亡率由 1999 年的 53.42‰下降到 2006 年的 17.50‰；住院分娩率由 1999 年的 11.00％上升到 2006 年的 99.58％。

（2）紧密地将项目救助与农村卫生及妇幼保健工作结合起来

通过疏附县卫生九项目农村孕产妇住院分娩救助工作的实施，群众的自我保护意识得到提高，生育观念逐步转变，推动了我县农村卫生基础性工作。同时住院分娩率得到了提高，也相应降低了母婴的死亡率。工作开展以来受到社会各界和广大群众的普遍欢迎和赞扬，截至目前全县共救助孕产妇 9950 人，救助金额达 184.1 万元。

（3）政府增加了威信

疏附县卫生九项目农村孕产妇住院分娩救助工作实施以来，“群众看病，政府帮助买单”

变为现实，政府承诺得到实现 ，树立了政府在群众中的威信，受到广大农民的赞誉。

（4）医疗机构有了新发展

实行疏附县卫生九项目农村孕产妇住院分娩救助工作以来，加强了各乡卫生院产科规范化管理，农村孕产妇改变了过去在家分娩或者不去乡卫生院直接到县医院分娩的习惯，顺产在乡、难产到县级医疗保健机构的制度得到了较好的落实。促使了各级医疗机构加强基础设施与人才队伍建设，不断提高服务水平，提高竞争力。

（5）缓解了居民看病难，看病贵的问题

实行新型农村合作医疗贫困救助工作以来，首先减轻了农民负担，已出院的参合农民住院患者，医药费用负担平均减轻了 35%。其次，修订后的《实施方案》扩大了农民受益面，消除了农民害怕住院看病的顾虑，小病拖、大病扛的现象减少，择期住院患者明显增多，广大农民切实从中得到了实惠，参合的积极性很高，通过一周期的运行，全县特困人群得病住院后，补偿率达到 100%，共有 386 名特困参合农民住院得到医疗补偿计 242408 万元。

2. 经验总结

（1）加强产科服务能力建设，保证农村孕产妇救助“绿色通道”畅通

以加强县、乡、村三级卫生服务网为基础，重点抓好乡镇卫生院产科建设。乡镇卫生院产科的主要任务是能够处理正常分娩，具备高危孕产妇的识别转诊能力。乡镇卫生院产科的设备配置，坚持缺什么补什么，填平补齐的原则，不搞重复装备。县医院是“绿色通道”的龙头，承担全县急救中心任务，对农村基层卫生人员的培训工作。对村医坚持抓好职能转变工作，并保持队伍的基本稳定。

（2）深入开展健康教育，加大宣传力度

我们采取了多种形式，广泛开展健康教育工作。比如破除危险健康的传统生育观念和陈规陋习，树立科学的生育观、健康观；让群众懂得住院分娩的好处，提高自我保健能力和利用卫生服务的自觉性等。以强大的社会力量破除生育旧习，做好面对面的健康教育，传播孕产期保健、安全分娩等知识，把健康教育同动员孕产妇住院分娩有机结合起来。

（3）加强项目督导，搞好信息沟通

领导小组对救助工作每季度督导一次，督导的重点放在领导对救助工作的重视和对工作的落实情况上。

3. 存在的困难

（1）由于我县是国家级扶贫帮困县，经济文化落后，财政自给率低，一定程度上影响了全县卫生事业的发展。

（2）由于经费缺乏，救助工作重点放在孕产妇及贫困居民，对儿童的医疗救助力度不够，导致我县婴儿死亡率下降缓慢。经卫生九项目办研究决定，2007 年将投入一部分资金用于儿童医疗扶贫救助。

4. 问题及建议

项目临近终期，由于没有了项目配套资金的支持，待项目结束后扶贫工作将如何持续发展，是我们面临的重要困难。实践证明以项目为纽带，政府及有关部门共同协作配合，政府牵头，层层签订责任书，重点解决贫困人群在医疗救助中的难点和突出问题的做法，是一种

行之有效的好方法。建议在卫生九项目结束后，能有新的项目继续支持我县的卫生事业，以保证扶贫救助工作能够持续发展。

编写人员：凯塞尔·阿不都吾甫（新疆维吾尔自治区喀什地区疏附县卫生局）
陈华（新疆维吾尔自治区喀什地区疏附县卫生九项目办）
审校人员：凯塞尔·阿不都吾甫（新疆维吾尔自治区喀什地区疏附县卫生局）

第二部分

医疗救助应用研究

贵州省农村贫困妇幼人群医疗救助模式可持续性研究

北京大学公共卫生学院　陈娟

引　言

一、研究背景

农村贫困问题是关系到构建和谐社会和全面建设小康社会的关键。在《1990年世界发展报告》中，世界银行给“贫困”下了一个定义：即“缺少达到最低生活水准的能力”。其生活水准包括家庭人均收入和人均支出，以及医疗卫生、预期寿命、识字率、5岁以下儿童死亡率以及入学率、人们对公共财产资源的获得状况等社会福利指标。贫困不仅是一个数量概念，也是一个历史的概念。一般来说，随着社会经济的发展，贫困的内涵和界定、贫困的标准也会随之发生变化；贫困也因民族文化的不同而有很大的差异。

孕产妇死亡率和婴儿死亡率是国际社会评价一个国家和地区妇幼保健水平的核心指标，其高低与当地的社会经济发展状况、孕产妇生活环境、卫生保健服务情况以及妇女地位有直接的关系。孕产妇和儿童的健康状况及相关指标是衡量地区人群健康和卫生服务质量的重要指标。

由于我国城乡二元结构和地区间的差异，农村贫困地区婴儿死亡率和孕产妇死亡率远高于国家的平均水平，已成为各级政府和卫生部门关注的重点。贫困地区基本的妇幼卫生服务利用不足是导致妇幼卫生保健指标差的重要原因之一，低支付能力是造成低利用的重要因素。

医疗救助是指对贫困人群的医疗费用按一定标准给予适当补助，以缓解他们医疗服务利用不足的一种形式。实际上就是给救助对象提供一定数量的资金，解决他们的就医问题。为贯彻落实《中共中央、国务院关于进一步加强农村卫生工作的决定》和《关于建立新型农村合作医疗制度的意见》精神，民政部、卫生部、财政部联合下发了《关于实施农村医疗救助的意见》，确定在我国农村建立和实施医疗救助制度，对农村五保户和贫困户家庭成员实施医疗救助。医疗救助的主要形式为：开展新型农村合作医疗的地区，资助医疗救助对象参加当地新型农村合作医疗个人应缴纳的资金，享受合作医疗待遇；医疗救助对象因患大病，经新型农村合作医疗补助后，个人负担医疗费用仍过高，影响家庭基本生活的，给予适当的医疗救助；尚未开展新型农村合作医疗的地区，对因患大病个人难以承担医疗费用，影响家庭基本生活的，给予适当医疗救助。由于各地合作医疗实施方案的差异，所以在救助的内容和程度上也会不同。有相当一部分地区的合作医疗是以保大病为主，这对于减少因病致贫起到了一定的防范作用，但是对于已经是贫困家庭的人群来说，基本医疗服务的利用，特别是贫困妇幼人群的基本医疗利用情况值得我们关注。

妇幼人群的医疗救助计划是在世界银行贷款卫生九项目中改善贫困人口的妇幼卫生服务

利用的一项重要项目内容。通过建立针对特困人群医疗救助基金，并通过资金的补偿机制，提供给特困家庭妇幼医疗保健直接的经济援助，以提高贫困家庭中妇女和儿童的医疗服务和保健服务的利用，降低孕产妇和儿童的死亡率，改善妇幼健康状况。该计划的目标是通过建立项目地区的特困人群医疗救助基金，并对特困家庭中的孕产妇和5岁以下儿童接受特定医疗和保健服务实行减免，改善其卫生服务的经济可及性，提高妇幼卫生服务利用率，以期有助于实现降低孕产妇死亡率和5岁以下儿童死亡率的项目总目标。

卫生九项目对贫困孕产妇和5岁以下儿童医疗救助工作的开展，对于提高项目地区贫困孕产妇和5岁以下儿童的卫生服务利用能力，降低孕产妇和5岁以下儿童的死亡率产生了积极的影响；同时，也为改善卫生服务利用的公平性，消除或减少贫困导致的健康不公平提供了可参考的途径。

贵州是我国贫困人口比重最大、贫困程度最深的省份之一，全省农村特别是贫困地区孕产妇死亡率、婴儿死亡率等影响经济社会发展的指标居高不下，提高贫困人群的医疗支付能力，更好地利用已有的卫生资源，降低孕产妇和5岁以下儿童的死亡率是急需解决的问题。

贵州省是卫生九项目妇幼卫生部分的项目省，该省医疗救助的实施使贵州省的贫困人群在项目期间得到了不同程度的医疗救助，提高了其对卫生服务的利用。这种制度的建立，特别是项目理念的传播，引起了较好的社会反响。

目前项目已接近尾声，为了更好地探讨在现有的农村医疗保障政策条件下，贵州省妇幼贫困人群医疗救助与新型农村合作医疗、民政救助衔接的可行性，实现妇幼贫困人群医疗救助的可持续性，亚欧信托基金给予了积极的支持，其目的是了解贵州项目县医疗救助现状，并在此基础上提出相关的政策建议。

二、研究目的

1. 了解贵州省目前妇幼人群医疗救助的现状，分析救助制度的对象、救助内容、资金来源和补偿等，评价救助制度对贫困人群医疗服务利用的影响。

2. 了解贵州省乡级医疗机构基本妇幼医疗服务项目的实际花费，探讨医疗救助在减轻救助对象疾病经济负担中所起的作用，同时测算妇幼人群基本医疗服务包，为医疗救助的资金测算提供参考。

3. 探讨妇幼贫困人群的医疗救助方式，为解决贫困地区妇幼人群的基本医疗服务提供政策建议。

三、资料来源与方法

1. 调查对象

根据课题目标需要，卫生九项目试点县，同时又是新型合作医疗试点县是我们的选县标准，贵州省提供了息烽和独山两个县作为我们本次典型调查的对象。

2. 资料来源

（1）资料收集

贵州省医疗救助年报表、妇幼卫生年报表，项目县医疗救助资料和新型农村合作医疗资料。

（2）现场调查

访谈：以项目县项目官员、合作医疗与民政救助负责人作为访谈对象，了解医疗救助的实施情况、民政救助的现状、存在的问题等。

妇幼人群住院费用调查：每个县选取两个乡镇卫生院，对2000年及2005年（卫生九项目实施前及当前）所有住院孕产妇及5岁以下儿童住院病例人均花费明细进行登记。

3. 研究方法

定量和定性方法结合对现行的医疗救助进行分析评价。

四、研究内容

1. 妇幼卫生医疗救助项目县的基本状况，包括社会、经济、文化等；

2. 贵州省贫困人口妇幼保健现状；

3. 贵州省卫生九项目地区及调研县贫困人口妇幼卫生医疗救助状况，包括贫困妇幼人群医疗救助组织与管理、资金筹集、目标人群的覆盖、医疗服务补偿等；

4. 贫困妇幼人群医疗服务利用的变化；

5. 贫困妇幼人群医疗救助可持续性探讨。

研究结果

一、项目地区基本情况

1. 地理概况

贵州省简称黔或贵，位于中国西南部云贵高原东部，东经103°37′至109°32′，北纬24°37′至29°1′，东与湖南，南与广西，西与云南，北与四川和重庆等省（区、市）相连，面积17.61万平方公里，占全国国土总面积的1.8%。贵州在西南地区处于承东启西、连接南北的重要地位，是西南地区南下出海的重要通道和陆上交通枢纽。

贵州是一个高原山区省份，境内山高谷深，有千亩以上坝子（枣形盆地）300多个。地貌雄峻，地势西高东低，平均海拔1100米。地貌的显著特征是山地多，山地和丘陵占全省总面积的92.5%，其中喀斯特地貌面积达61.9%，是世界上岩溶地貌发育最典型的地区之一。年均气温14～16℃。贵州自然资源丰富，汞、重晶石等保有储量均居全国第一位。

2. 人口状况

贵州省2004年年底总人口3903.70万人，其中城镇人口1025.89万人，乡村人口2877.81万人。男性人口2022.22万人，女性人口1881.48万人，性别比为107.48。出生率15.08‰，死亡率6.35‰，人口自然增长率为8.73‰，孕产妇死亡率95.4/10万。贵州是一个多民族的省份，有民族成分49个，世居民族17个，人口超过10万的有汉族、苗族、布依族、侗族、土家族、彝族、仡佬族、水族、回族、白族10个民族。在贵州生长繁衍的布依族、水族和仡佬族占全国本民族人口的绝大多数，在贵州聚居的苗族、侗族人口数量全国最多。贵州少数民族成分居全国第五位，少数民族人口数量居全国第三位。

3. 经济水平

贵州省2003年国内生产总值（GDP）1356.11亿元，2004年为1591.90亿元，2004年比2003年增长17.4%，2004年GDP比重（第一产业：第二产业：第三产业）为21.0：44.9：34.1。2004年人均GDP 4215.00元，城镇居民人均可支配收入7322.04元，人均消费性支出5494.43元；农村居民人均纯收入1721.55元，人均生活消费性支出1296.34元。城镇居民与农村居民恩格尔系数分别为41.14%和58.19%。

2004年底，贵州全省共有农村贫困人口276.46万人，农村贫困发生率为8.3%，其中扶贫开发县有贫困人口208.16万人，农村贫困发生率为10.4%。

4. 卫生事业

医疗卫生事业全面发展。2004年末，全省卫生机构6664个，床位6.13万张，其中医院、卫生院床位5.81万张，卫生人员9.02万人，其中卫生技术人员7.67万人。平均每千人拥有医院、卫生院床位1.49张，平均每千人拥有卫生人员2.31人，卫生技术人员1.96人，医生1.22人。

2004年全省农村有乡镇卫生院1449所，病床14236张，人员19326人，其中卫生技术人员17568人。平均每千农业人口有乡镇卫生院人员0.59人，床位0.43张，村卫生室覆盖率84.3%，合作医疗参加村数为2814个，合作医疗覆盖率12.78%。平均每村有乡村医生和卫生员1.33人。

全省共有妇幼保健所、站82个，床位1720张，卫生人员2702人，包括卫生技术人员2290人；其中县妇幼保健所、站67所，床位1020张，卫生人员1575人，包括卫生技术人员1337人。

2003年国家卫生服务调查西部11省资料显示，贵州省的卫生总费用占GDP的比重以及人均卫生总费用均低于全国平均水平。2003年全省卫生财政拨款支出8.84亿元，占地方财政支出的2.66%，在公共卫生事业方面，公共卫生事业费只占卫生事业费的两成多一点。由于贵州省财力薄弱，卫生事业费投入长期不足，是一个十分突出的问题，是导致其他一系列问题的根本原因之一。全省每年的人均卫生事业费低于全国人均水平，妨碍了贵州卫生事业的发展。

二、妇幼人群健康状况

1. 概况

2004年，全省婴儿死亡率、5岁以下儿童死亡率和孕产妇死亡率，分别为30.5‰、35.5‰、109.95/10万。新生儿破伤风发病率高于千分之一的县由上年的5个减少到3个；7岁以下儿童保健系统管理率由2000年的30%上升到39.05%；孕产妇系统管理率达52.1%；孕产妇产前医学检查率、非住院分娩中消毒接生率、农村高危孕产妇住院分娩率均已达85%以上。

2. 妇女保健

2003年国家卫生服务调查西部11省调查显示，贵州省农村15～49岁已婚育龄妇女妇科检查率为18.5%；城市孕产妇产前检查率为91.3%，农村为52.6%。农村孕产妇产前检查主要在卫生院（44.1%），其次为卫生室（19.7%），医院（17.8%），妇幼保健机构（8.5%），在其他地点（6.1%）及社区（3.8%）所占比例很低。城市孕产妇住院分娩率为

92.3%，农村孕产妇住院分娩率为17.9%。从分娩地点来看，农村孕产妇主要在家中分娩，在卫生院（8.0%）、卫生室（4.5%）和医院（3.8%）等卫生机构分娩所占比例很低。农村孕产妇在家分娩的主要原因是“经济困难”（46.7%）和“没必要”（31.9%），另外，“来不及”占13%，“交通不便”占3.4%，其他原因占5%。从接生人员构成来看，农村依次为家人自接（44.10%），专职接生人员（21.10%），村医生（19.30%），非专职接生人员（9%）和乡级以上医生（4%）。

3. 儿童保健

2003年国家卫生服务调查西部11省数据显示，儿童城乡计划免疫接种建卡率分别为91.3%与59.7%；城乡不同疫苗的接种率分别为卡介苗92.5%与75.3%，白百破88.2%与57.1%，脊髓灰质炎89.2%与63%，麻疹91.5%与74.4%，乙肝88.2%与19.1%。农村计划免疫建卡率和接种率均明显低于城市。从母乳喂养情况来看纯母乳喂养平均持续时间城市为6.2月，农村较高，为7.6月；第一次母乳喂养时间构成中：24小时内、24小时后、半小时内以及未开奶者城市分别占到44.4%、30%、22.6%与3.1%；农村分别为44.6%、33.7%、19.4%与2.3%；对幼儿添加辅食城市平均为4.5月龄，农村较城市晚，平均为5.9月龄。

三、卫生九项目特困妇幼人群医疗救助

（一）组织与管理

1. 全省项目县的情况

贵州省自2001年起在全省22个项目县开展卫生九特困人群医疗救助工作，这些县分布于全省九个地区，占全省总县数的28.9%。贵州省卫生厅成立了卫生九项目办公室，办公室设在省卫生厅，制定了省级特困医疗救助实施方案，对特困医疗救助项目开展的原则和要求作了规定，各项目县以省级实施方案为依据，制定了各自的医疗救助实施方案，并成立了项目办公室，分别设置于县卫生局或县妇保院。主要组织管理形式见图1。

由图可以看出，县级项目办设在卫生局更便于工作的开展。

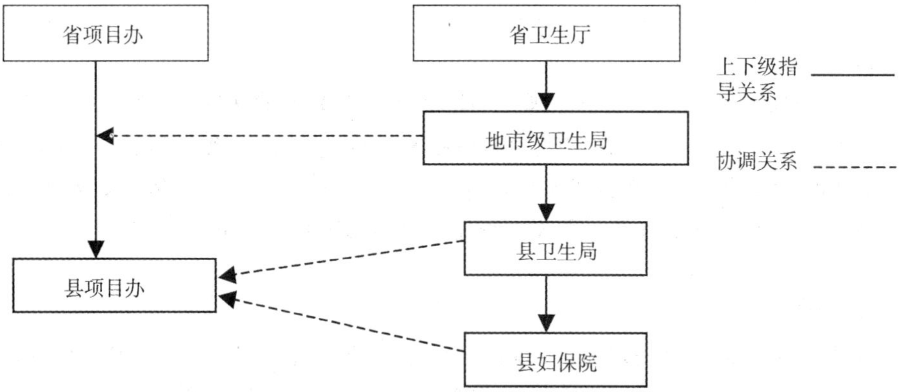

图1　卫生九项目妇幼卫生部分组织管理机构

2. 调研项目县情况

独山县和息烽县在项目实施之初都成立了相应的项目管理办公室，负责项目和特困医疗救助的实施工作，独山县项目办设在县卫生局，息烽县设在县妇幼保健院，见表1。

表1　两项目县项目实施各级主管单位

项目县	县项目办所在地
独山县	县卫生局
息烽县	县妇幼保健院

两项目县均制定了特困人群医疗救助实施方案，并有相关配套文件。

（二）资金筹集

1. 全省项目县的情况

按照项目的要求，特困人群医疗救助资金的来源为项目的配套资金，项目地区应从项目配套经费中划拨出部分专款，作为妇幼人群医疗救助资金。贵州省在省级项目实施细则中对省、地市、县级配套资金比例有明确规定，要求分别为配套资金总数的50%、30%和20%。贵州省卫生九配套资金总计划数3258.10万元，其中医疗救助总计划筹集846.58万元，占总配套资金的26%，目前累计筹集的配套资金为1954.475万元，用于医疗救助的资金累计334.07万元，占总配套的17.1%，完成计划救助资金的39.45%，见表2。

表2　贵州省项目配套资金筹集情况

总的计划配套资金（万元）	3258.10
已经到位的配套资金（万元）	1954.475
配套资金的到位百分比（%）	60.00
总的计划医疗救助资金（万元）	846.58
实际筹集的医疗救助资金（万元）	334.07
医疗救助筹集资金占计划救助资金的百分比（%）	39.45

由贵州省项目办报表得出，2005年全省计划医疗救助资金筹集112.02万 元，实筹174.59万元，超过了计划筹集数，其中省级57万元、市级7万元、县级110.59万元，分别占筹资总数的32.6%、4.0%、63.4%。可以看出，由报表所得出的结论是县级医疗救助配套资金所占的比例最高。

2. 调研项目县

本次调研的独山和息烽两县，在其医疗救助实施方案中均制定了详细的特困医疗救助筹资计划，筹资情况见表3。

表 3　两项目县特困医疗救助筹资情况

		独山县	息烽县
计划筹资数（万元）		159.8	16.33
累计筹集资金数（万元）		20.87	19.60
实际筹资来源（%）：	省级	21	32
	地级	21	0
	县级	58	68
实际筹集占计划筹资百分比（%）		13	120

注：数据来自 2005 年贵州卫生九项目年度报表。

两个县的报表均表明县级配套所占比例最高，配套资金已超过原定计划数，这与实际调研所了解的实际情况相反。实际调研访谈得到的信息是医疗救助的配套资金主要是由省级配套支付，地市级有配套的也主要是用于项目日常管理，县级配套资金因为经济状况而到位率较低。

分析原因可能是实际配套的资金数是省级最多，由于用于医疗救助的资金没有专门的账户或专账，使用上很难分清；项目县在报表中的配套资金数可能包括了医疗机构用于贫困人群医疗的减免或病人欠费，即医疗机构垫付的费用。这也从另外的角度说明了由于医疗救助筹集资金的不足，基层医疗机构面临的经济风险加大。

（三）目标人群的覆盖

1. 全省项目县的情况

贵州省 2005 年项目县孕产妇总数 111 179 人，住院分娩率 42%，5 岁以下儿童总数740 104 人；孕产妇实际受益数 4342 人，5 岁以下儿童实际受益数 685 人；孕产妇受益率 3.91%，实现预定目标的 78.2%，5 岁以下儿童受益率 0.093%，仅达到预定目标的 1.8%。

表 4　贵州省 2005 年特困人群医疗救助情况

年份	孕产妇			5 岁以下儿童		
	总数	受益数	受益率（%）	总数	受益数	受益率（%）
2005	111179	4342	3.91	740104	685	0.093

注：数据来自 2005 年贵州卫生九项目年度报表。

贵州省对于所有的孕产妇保健都是免费提供，所以单就孕产妇保健一项服务而言，孕产妇目标人群的覆盖率从理论上讲应该是达到 100%，但是由于产前检查和产后访视的比例并非 100%，所以即使是免费提供，如果贫困产妇没有利用也不能够覆盖。

2. 调研项目县

两个调研项目县的妇幼人群医疗服务利用补偿受益情况见表 5。2005 年独山县孕产妇住院分娩率 48.11%，受益补偿人数占孕产妇总数的 19.87%，5 岁以下儿童受益率 1.76%；息烽县孕产妇住院分娩率为 80.16%，孕产妇受益补偿比为 28.74%，5 岁以下儿童为 0.33%，这里的受益率即项目县提供的特困人群医疗救助覆盖率。

表 5　两项目县 2005 年妇幼人群的补偿受益情况

县	孕产妇			5 岁以下儿童		
	总数	受益数	受益率（%）	总数	受益数	受益率（%）
独山	2758	548	19.87	14562	257	1.76
息烽	1865	536	28.74	10764	35	0.33

注：数据来自 2005 年贵州卫生九项目年度报表。

虽然表 5 显示两县的医疗救助孕产妇受益率远远超过预定目标，但是本调查认为这并不能说明两县实际完成了对最贫困 5%家庭的救助工作。在调研中发现，由于两个项目县都是新型农村合作医疗试点县，特别是独山县明确表示，合作医疗试点工作开展后，卫生九项目的医疗救助就停止了，因此很难区分得到补偿的孕产妇与项目目标人群的关系。由于所有参加合作医疗的孕产妇住院分娩都可以得到补偿，因此，目前的实际受益率是参加合作医疗的孕产妇的住院分娩补偿比。从两县的住院分娩率和受益率可以推测（住院分娩率>受益率），并不是所有的住院孕产妇都参加了合作医疗，同时也不能确定贫困孕产妇和 5 岁以下儿童的家庭是否参加了合作医疗，故而很难判断卫生九项目的目标人群即最贫困的人群是否得到补偿。

同样，由于项目目标人群和合作医疗补偿人群的混淆，上述省级孕产妇目标人群的 3.91%覆盖率应该也不是项目目标人群的覆盖率，还包括了合作医疗的孕产妇补偿对象，上面所得出的完成救助对象的 78.2%的结论也不完全准确，实际上覆盖的人群不能确定是否包含了所有的最贫困的 5%的孕产妇。

（四）医疗服务补偿

1. 全省项目县的情况

（1）项目计划补偿标准

根据项目计划书，卫生九项目特困医疗救助人群包括孕产妇和 5 岁以下儿童，具体补偿项目包括：孕产妇保健、常规住院分娩、高危住院分娩、产科急症门诊、产科急症住院，5 岁以下儿童中重度疾病门诊、5 岁以下儿童中重度疾病住院。省级制定的卫生九项目特困人群医疗救助实施细则中救助服务的内容及补偿标准见表 6、表 7。

表 6　贫困孕产妇医疗救助补偿标准

服务项目	基本价格（元）		补偿比例（%）	备注
	县级	乡级		
常规住院分娩	200	100	40	
高危住院分娩	1000	500	70	限中心乡
产科急症门诊	200	120	40	
产科急症住院	1200	—	70	

表7　5岁以下儿童救助补偿标准

服务项目	基本价格（元）	补偿比例（%）	备注
中重度疾病门诊	30	40	限每张处方
中重度疾病住院	600～800	70	

从表6、表7可以看出，对于救助补偿项目，贵州省根据实际情况，在当地基本收费标准的基础上确立了各医疗补偿的比例，省级确立的补偿标准（补偿比）按照当地的基本价格是能够减轻病人的就诊负担的。

（2）实际补偿情况

根据贵州省2005年的年报数据，我们得出全省22个项目县医疗救助补偿情况，总的补偿比是42.32%，见表8，由于没有分项的实际花费，得不到每一个补偿项目的补偿比。

表8　2005年卫生九项目贫困医疗救助补偿情况

医疗救助服务内容	实际花费（万元）	补偿额（万元）	补偿比（%）
常规住院分娩	—	31.10	—
高危住院分娩	—	35.83	—
产科急症	—	15.98	—
儿童门诊	—	12.93	—
儿童住院	—	6.87	—
合计	215.23	91.07	42.32

从总的补偿构成看，住院分娩是主要的补偿项目，占总补偿的70%多（其中常规住院分娩占34%，高危住院分娩占39%），此外，产科急症占18%，儿童住院占8%，儿童门诊占1%，儿童救助补偿不足10%，见图2。

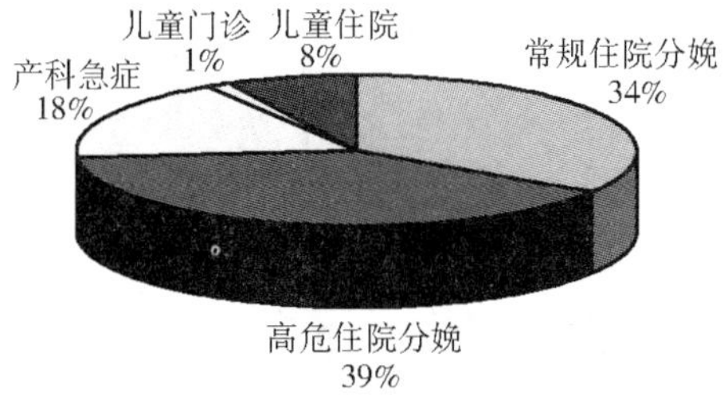

图2　医疗救助补偿费用构成比

2. 调研项目县情况

我们对独山和息烽两个项目县的4个卫生院的住院分娩、儿童医疗项目进行了实际花费调查，共收集病例394份。经过测算，2005年两个县乡镇卫生院孕产妇常规住院分娩、高危住院分娩、儿童住院、儿童门诊的实际人均花费与补偿比见表9。

表 9　2005 年两个项目县乡卫生院实际人均花费及补偿情况

项目	实际花费（元）		实际补偿*（元或%）				实际补偿比（%）	
	独山	息烽	独山		息烽		独山	息烽
			合作医疗	其他（元）	合作医疗	其他（元）		
常规住院分娩	447.97	241.78	150 元	40	45%	100	42.4	86.4
高危住院分娩	1170.0	1737.88	70%	40	45%	180	86.2	55.4
儿童住院	124.14	389.87	40%	—	45%	—	40.0	45.0
儿童门诊	38.95	216.11	40%	—	45%	—	40.0	45.0

注：* 其他指贫困妇幼人群救助相关项目给予的补偿金额，包括卫生九和“降消”项目等。

实际补偿的费用主要由合作医疗支付，独山县凡是参加合作医疗的孕产妇常规住院分娩定额补助 150 元，贫困孕产妇由卫生九或“降消”项目补助 40 元；贫困高危孕产妇住院分娩除了上面补偿的 190 元外，其余部分按所在比例段规定补偿比报销；儿童门诊、住院无起付线，按照所在比例段规定补偿比报销。息烽县合作医疗特别提到育龄妇女住院分娩、5 岁以下儿童因肺炎、腹泻、重度营养不良、住院治疗产生的医疗费用，当年每人在累计最高补偿范围内相应提高 5 个百分点报销，最终报销比例为：县级 35%，乡级 45%，最终补偿比在 40%以上。

调研项目县 2005 年的孕产妇住院分娩人均费用都比较低，所以定额和按比例补偿都能够达到比较高的补偿比，与省级所制定的项目实施前的价格和补偿标准相比变化不大。息烽和独山对住院分娩的限价政策，使得补偿比较高，但在一定程度上也影响了基层卫生机构的发展。

四、贫困妇幼人群医疗服务利用的变化

（一）产前检查率提高

通过省报表我们得出项目地区的产前检查率明显提高，见图 3，2005 年项目地区一次产前检查率达到 88.08%，产后访视率达到 79.14%。

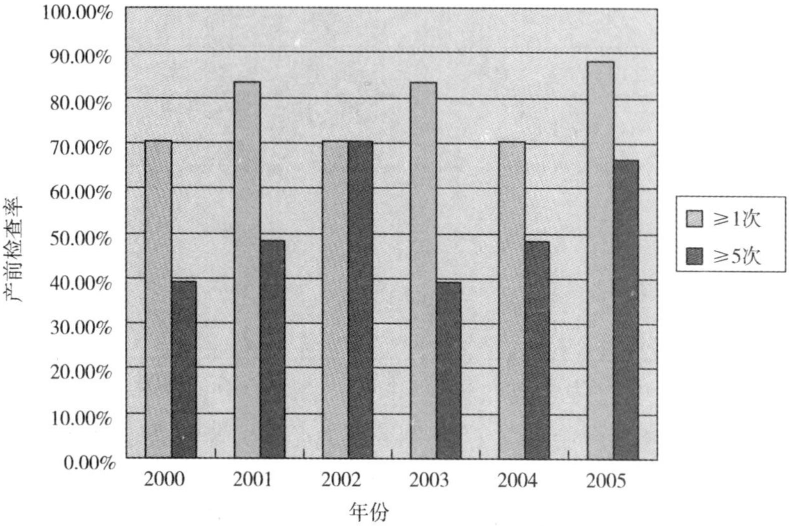

图 3　2000—2005 年贵州省卫生九项目地区产前检查率变化

（二）住院分娩率提高

项目县的孕产妇住院分娩率提高了一倍，项目县住院分娩率由 2000 年的 23.3%达到 2005 年的 42.26%，尽管有了比较大的提高，但是仍低于 2003 年国家卫生服务调查全国农村地区的平均水平（62%），提示贵州省的妇幼卫生工作仍需努力。

（三）健康状况改善

项目实施以来，妇幼健康指标得到很大的改善，如图 4（a）和图 4（b）所示，项目地区孕产妇死亡率从 2000 年的 175.7/10 万降低至 2005 年 89.17/10 万、婴儿死亡率从 2000 年的 55.9‰下降至 2005 年的 21.63‰、5 岁以下儿童死亡率从 2000 年的 72.3‰到 2005 年的 29.34‰，明显降低。尽管我们不能完全认为这是项目的效果，但是项目实施的确起了明显的作用。

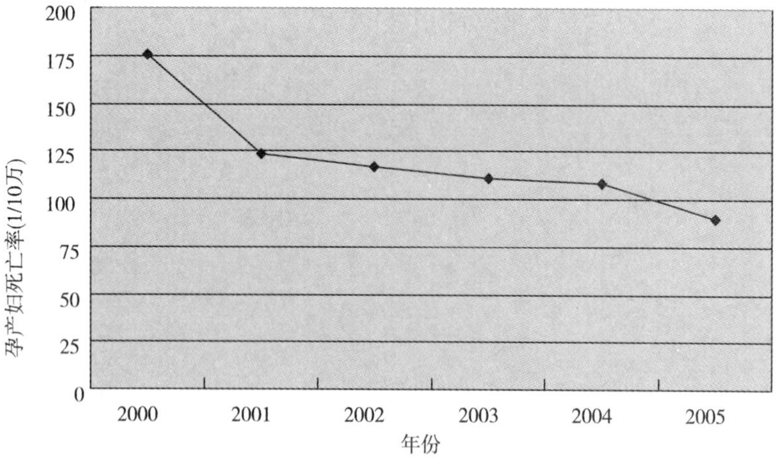

图 4（a）　2000—2005 年妇幼人群健康指标（孕产妇死亡率）变化情况

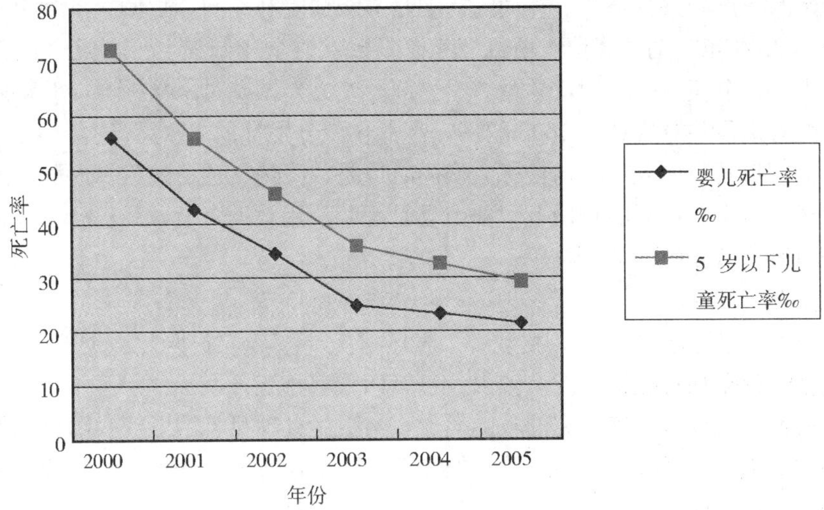

图 4（b） 项目地区婴儿死亡率和 5 岁以下儿童死亡率的变化

五、妇幼人群医疗救助的可持续性

（一）贫困妇幼人群医疗救助对项目地区产生影响

1. 项目理念

关注贫困、关注脆弱人群是当今社会追求社会公平的具体体现。卫生九项目把贫困人群中的脆弱人群—孕产妇和 5 岁以下儿童作为救助的对象，是建设和谐社会、追求社会公平、关注贫困的体现。

2. 项目效果

（1）卫生九项目医疗救助工作的实施，进一步强化了各级领导和有关部门对妇幼卫生及贫困人群医疗保健工作的重视，增强了地方政府对妇幼卫生工作的投入。同时引起了全社会对妇幼卫生及贫困人群健康状况的关注。

（2）卫生九项目地区均为贫困地区，当地政府在财力非常困难的情况下，克服重重困难，筹集到了部分的资金。尽管与项目要求相比，还有一定距离，但毕竟在关于贫困人群的筹资方面，进行了有益的尝试。

（3）项目实施以来，全省累计救助贫困孕产妇 12963 人，儿童 6105 人，提高了贫困人群利用卫生服务的能力，提高了贫困地区卫生服务利用的公平性。

（4）项目的实施过程造就了一批熟悉特困人群医疗救助的管理人员、管理队伍，并在项目的实施过程中探索、积累了一定的管理经验。

（二）多种途径实施贫困妇幼人群医疗救助

1. 新型农村合作医疗

卫生九项目县独山和息烽均是贵州省新型合作医疗的试点县，从 2003 年起开始进行试点，2004 年将孕产妇常规住院分娩纳入合作医疗补偿范围，体现了对孕产妇的重视。

2. “降消”项目

独山县2003年启动“降低孕产妇死亡率和消除新生儿破伤风”（简称“降消”）项目，对住院分娩的孕产妇进行补偿，补助的标准是县级住院补助60元/例，乡级40元/例。

息烽县2003年启动“降消”项目，考虑多数农村孕产妇在乡卫生院进行分娩，乡级补助较县级为多，乡级60元/例，县级40元/例。2005年调整过一次标准，调整后贫困孕产妇乡镇卫生院常规住院分娩补助100元/例，高危住院分娩补助180元/例。

这两个项目县卫生九项目的目标人群同时也是“降消”项目的目标人群，因此在救助内容上有重叠。在服务利用的补偿上，独山县是统筹使用救助资金，只进行一次补偿；而息烽县是两个项目分开实施，分别补偿。

3. 民政医疗救助

2003年民政部会同卫生部、财政部下发的《关于实施农村医疗救助的意见》要求2005年在农村地区建立医疗救助制度。独山、息烽两县都相继开展了此项工作。

民政救助一直以来有其固有的救助对象，与卫生九项目特困医疗救助目标人群可能有重叠，即民政救助的对象中有可能有孕产妇和5岁以下儿童，如图5所示。调研中发现民政救助的救助对象比较固定，救助持续时间长，医疗救助是民政救济的一部分，包括救助对象产生的任何医疗费用。卫生九项目特困医疗救助中提及的孕产妇和5岁以下儿童救助是动态、一时性的，且有明确的救助内容。

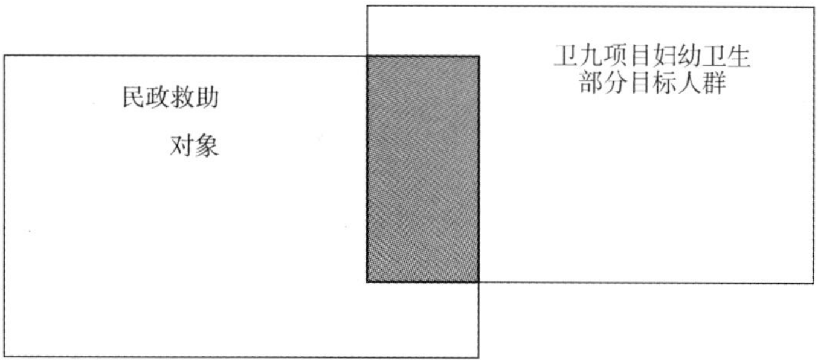

图5 民政救助对象与卫生九项目目标人群的关系

（三）调查县妇幼贫困人群的实际补偿比例较高

从调研测算的项目县乡镇卫生院实际数据来看，卫生九救助项目的单项花费均高于省级项目实施前制定的《卫生九项目特困人群医疗救助实施细则》中的单项价格，由于筹资水平不高，很难达到规定的补偿比例。由于调研项目县合作医疗及其他妇幼项目的实施，调研县在人群补偿上利用合作医疗和项目补偿，卫生九救助项目的实际补偿比例基本满足或超过项目预定的目标（详见表9），因此如果能够保证妇幼贫困人群参加合作医疗，卫生九项目特困人群医疗救助目标是可以延续下去的。

（四）项目地区合作医疗的医疗救助人群并不完全覆盖卫生九项目目标人群

新型合作医疗的补偿包括所有参合对象，因此所有参加新型农村合作医疗的孕产妇都被包含在内；民政医疗救助具体实施是与合作医疗相结合，对合作医疗补偿后仍然有较高花费的民政救助对象给予二次补偿。由图5可看出民政救助对象并没有完全包含卫生九项目的贫困家庭，假如这些家庭没有参加合作医疗，那么他们的儿童或者是孕产妇得不到任何费用补偿，这是值得关注的问题。

（五）相关人员对贫困妇幼人群医疗救助的态度

为了了解项目救助的可持续性，我们就有关医疗救助的问题对民政部门、合作医疗办公室以及卫生九项目办公室的负责人进行了访谈，通过访谈我们对医疗救助的认识有以下几个方面。

1. 合作医疗开展的医疗救助没有包括妇幼人群

目前两个项目县民政部门开展的医疗救助，是针对民政原有的救助对象，民政部门的负责人说："我们的做法是由民政部门代贫困家庭缴纳每人 10 元的参合资金，主要包括：农村五保户、乡重点优抚对象、六十年代精简退职老职工与因灾、因病、因残丧失主要劳动能力，难以维持基本生活并享受救助的农村特困家庭成员，与卫生九项目的贫困妇幼人群还有一定的差距"。有的乡镇卫生院长说："农村里的孕产妇很多是刚刚结婚的，能结得起婚，就应该拿得起 10 块钱"。因此动员和支持贫困孕产妇参合是值得关注的问题。

此外，民政部门对于参加合作医疗贫困人群的二次补偿条件是，个人总花费要超过 5000 元才可能获得。经访谈了解到，当地孕产妇住院分娩及 5 岁以下儿童中、重度疾病基本不可能达到这么高的费用，因此即使贫困孕产妇参加合作医疗，合作医疗补偿后支付不起的部分也很难享受到民政救助的二次补偿，如果要对贫困妇幼人群进行二次补偿，就需降低二次补偿的起付线。

2. 民政对妇幼人群救助的理解只是对象不同

访谈中了解到，民政部门对于妇幼特困人群医疗救助的理解就是在其现有的救助对象基础上再加上按照项目标准确定的贫困孕产妇和 5 岁以下儿童，也就是说如果政府有明确的规定，他们可以把这部分人群纳入，按照要求由民政部门交纳合作医疗基金，保证这部分人群参加合作医疗，享受合作医疗补偿的标准，至于之后的二次补偿或起付线下的部分，他们认为只要政府有资金投入，这些妇幼人群同样可以得到民政的补偿。独山县民政局副局长说："如果政府把补偿的资金归到民政部门，我们是能够对现在的妇幼特困人群进行补偿管理的。"而实际上妇幼人群的医疗救助补偿不仅是确定的对象，更重要的是服务内容的补偿。

3. 民政部门很难做到救助对象的服务内容补偿

目前民政部门对于合作医疗救助对象的补偿就是根据合作医疗报销的情况（超过 5000 元给予 2 次补偿）进行救助，即对象补偿。由于民政对于卫生服务本身的不熟悉，很难做到服务补偿，例如专门针对 5 岁以下儿童肺炎、腹泻，孕产妇住院分娩、产科急症的补偿等。让他们区分哪些项目该报销，哪些不该报销是困难的。县级民政部门人员比较少，工作量大，医疗救助只是其工作的一部分，息烽县民政救助负责人说"代救助对象缴纳参合资金的审核支付工作可以做到全面"，但是"对于合作医疗救助贫困人群的二次补偿我们是'民不找官不管'，如果找到民政了，我们就给予救助补偿，不找我们不主动管"。

4. 合作医疗的可持续性是妇幼人群医疗救助可持续性的前提

两县的项目官员在提到妇幼人群医疗救助目标可持续性时，说"让这部分贫困孕产妇参加当地的合作医疗是关键，只要合作医疗持续下去，卫生九项目特困人群医疗救助的目标就可以实现"，而且"合作医疗报账手续简单，省去了资格审核的程序，节省了管理的成本，也省去被救助对象来回跑的麻烦"。

讨　论

一、妇幼贫困人群医疗救助的理念与项目地区医疗救助工作

贫困人口的医疗救助是运用以政府财政投入为主，社区筹资为辅的筹资机制，向一定数量的贫困家庭免费或部分补助的基本医疗保健服务。医疗救助的总体策略是：(1) 以各级政府财政投入为后盾，建立稳定的贫困人口医疗救助基金，政府有关部门组成专门机构进行有效管理；(2) 根据各地不同的社会经济发展状况和医疗救助基金的筹资水平，公正地筛选出贫困家庭；(3) 公平有效地对医疗救助基金进行分配使用，确保资金依据医疗救助方案规定的服务范围，用于所确定的贫困家庭救助对象；(4) 通过对基金的科学管理，提高贫困人口对基本卫生服务的利用率和可及性。

贵州省卫生九项目妇幼人群医疗救助工作从 2001 年起开始实施，对当地的妇幼健康水平的提高起到一定作用，尤其是关注妇幼人群健康，关注贫困妇幼人群健康的理念随着工作的进展得到加深，引起各级政府部门的重视，在项目地区产生了积极的影响。贵州省免费提供孕产妇保健服务，本次调查的卫生九项目县—独山、息烽两县，在新型农村合作医疗试点中都将孕产妇的常规住院分娩纳入合作医疗补偿范围，息烽县在《息烽县新型农村合作医疗实施办法》中专门列项提到了对孕产妇及 5 岁以下儿童腹泻、肺炎等的补偿，这些都是卫生九项目妇幼贫困人群医疗救助理念的影响和延伸。

二、医疗救助资金筹集、使用与管理

(一) 救助资金筹集与救助实施

贫困人口医疗救助资金筹集是实施救助的根本，医疗救助作为国家救助制度的组成部分，救助资金的来源主要是政府。稳定的救助资金数量是医疗救助达到目标要求的服务覆盖、人群覆盖的前提；救助资金的筹集数主要是两种方式，一是根据国家和社会筹集到的资金数制定救助计划，二是根据救助计划目标决定筹集资金的数量；不论哪种筹集方式，都需要一定的数量保证，才能达到救助的目的。

卫生九妇幼项目的贫困妇幼人群医疗救助是明确了救助对象和救助内容，并根据救助对象、救助的内容和救助的程度筹集救助资金。救助资金不到位，救助就难以达到预期的效果。从贵州省卫生九项目妇幼人群医疗救助的实施来看，救助资金的来源主要还是以政府为主，研究结果显示医疗救助资金实际筹集数占计划资金筹集数的 39.45%，由于资金筹集数量不足，应得到的救助对象比例降低，覆盖率降低，服务救助补偿比下降，结果显示贵州省 2005 年救助孕产妇为孕产妇总数的 3.91%，5 岁以下儿童为 0.093%，总的救助补偿比为 42.3%，均低于计划目标。

两个调研县的民政医疗救助资金由于国家政策的保证能够到位，当地的贫困人群医疗救助实施良好，他们除了资助贫困人群参加合作医疗外，还对合作医疗补偿后仍经济负担过重的人进行二次补偿。可以看出，医疗救助资金的筹集是救助实施的关键，因此建立医疗救助基金很重要，基金要做到专款专用，可以利用多种渠道筹集救助资金，形成一个专门用于医

疗救助的专项基金。

（二）救助资金的使用和管理与救助效果

救助资金作为专门的资金，在使用和管理上都有明确的规定，不同的使用和管理方式直接影响到救助效果。

卫生九项目救助资金由县级项目办管理，所有的救助补偿都要通过项目办办理报销手续，对于救助对象而言，先垫付后报账影响救助对象利用服务和使用救助资金，就诊机构直接减免便于救助对象接受和利用，但是医疗机构报账由于没有救助对象的确认而难以管理，无法确认救助对象的补偿和利用情况；同时，医疗机构也因担心得不到补偿而不愿意接受救助对象就诊，从而影响了救助效果。

卫生九项目要求配套资金用于医疗救助，拓宽了医疗救助资金的来源途径，但是由于没有专账管理，实际可用于医疗救助的数量不确定，所有的项目支出都是一个账目管理，难以保证足够数量的救助资金用于医疗救助。

两个调研县结果显示，作为卫生九项目和“降消”项目县，对于贫困孕产妇而言应该是同一个救助对象，享受两个项目救助，救助强度提高。但是独山县在救助资金上采取统一管理，单项使用，即把不同的救助资金统一管理，但是不重复补偿或提高补偿比例；息烽的做法是各项目资金统一管理，被救助对象享受多次补偿，两个县的孕产妇住院分娩补偿分别为42.4％和86.4％。

救助资金的使用也影响到救助目标的实现，从结果看出，医疗救助资金的使用主要是孕产妇住院分娩，占到了救助资金的70％以上，儿童利用补偿不足10％。

中央财政专门拨款用于代替民政救助对象缴纳参合资金的款项，实行财政专户管理，专款专用，由民政部门管理，提高了贫困救助对象的医疗服务利用。

三、贫困救助目标人群的覆盖与服务利用

（一）目标人群的确定

任何救助制度都是根据救助目的确定其特定的救助对象和救助内容，本研究的目的是提高贫困孕产妇和5岁以下儿童的医疗服务利用率，降低孕产妇和5岁以下儿童的死亡率，因此，救助对象是贫困孕产妇和5岁以下儿童。由于救助资金有限，必须选择最贫困的人群和限定救助内容进行救助，根据卫生九项目计划书要求，卫生九项目医疗贫困救助目标人群是5％最贫困家庭中的孕产妇和5岁以下儿童；服务范围有：孕产妇保健、常规住院分娩、高危住院分娩、产科急症、5岁以下儿童中重度疾病。

确定救助对象是医疗救助利用的前提，5％的比例是以全县的总项目孕产妇和5岁以下儿童为基础，可以先定出总救助人数，再分配到各乡村或者根据经济状况给予选择。确定目标人群的5％容易实现，关键的问题是让这些人利用并给予救助，因此，只有得到利用并得到救助的人群达到5％才有意义。确定目标人群的主要作用在于分析今后这些人群的实际利用情况。

民政医疗救助目标人群主要是民政救助的对象，可能包含部分贫困孕产妇和5岁以下儿童，与5％的孕产妇和5岁以下儿童存在着差距，通过政府的作用把他们纳入民政医疗救助补偿的目标人群，使他们能够利用医疗服务、得到合作医疗补偿，也是实现医疗救助的一种

途径，两个调研县更是显示合作医疗是他们服务主要的补偿途径，把这部分人群确定为民政医疗救助的对象就更有意义。

（二）覆盖率与利用率

卫生九项目覆盖率是评价医疗救助开展的重要指标，5％是最低要求，即把所有孕产妇和5岁以下儿童的家庭按照经济状况排序，最末位的5％即是应该被覆盖的家庭，其中的孕产妇和5岁以下儿童是救助对象。而实际操作中往往用得到救助补偿的，即利用的人数衡量覆盖率指标，因为只有利用了才有意义。由于当地的孕产妇住院分娩率和就诊率都不高，所以即使是救助对象，他们不利用也得不到补偿，因此，用得到救助的人数反映覆盖率很难达到5％，只有100％的救助对象都利用才能达到5％。对于孕产妇而言，只要利用，基本上能够实现目标覆盖率，儿童则因为救助疾病的限制，或许没有发生，或许不在补偿范围，覆盖率会更低。由此可以认为，要实现5％的最贫困救助对象被覆盖，首先要做好宣传动员，提高这些人的利用率，所有的贫困对象都利用了，覆盖率就会提高。

覆盖率是以人群为测量指标，利用率是针对服务而言。以孕产妇为例，一个孕产妇如果被确定为救助对象，那么这一个人所享受的服务应该至少是保健和住院分娩两项服务；假如一个孕产妇只利用了保健而没有利用住院分娩服务，应该也是利用了保健服务或者说被覆盖。贵州省对所有的孕产妇实行免费保健服务，如果只按这一项计算利用情况的话，贫困孕产妇的覆盖率应该是能够达到5％的。由于报表中只要没有补偿费用发生就不能显示利用，所以保健服务不能够显示利用，对所有孕产妇提供免费服务的贵州省，如果用利用率反映覆盖率的话，孕产妇对于保健服务的利用应该是比较高的，但是，由于没有对具体确定为救助对象的统计，难以判断这些贫困的孕产妇是否利用了保健服务，影响了最贫困人群利用的分析。

（三）就诊率、发病率影响利用率

医疗救助的目的是提高贫困人群的医疗服务利用率，由于救助是针对服务利用发生的，即只有利用才会补偿；因此，就诊率、发病率影响利用率，最终影响救助补偿。

卫生九项目贫困人群的5％目标覆盖率未考虑人群实际利用情况，它是基于所有的不利用都是由于经济原因的假设，即有支付能力就一定利用，实际上经济只是一个很重要的方面，或存在着救助力度不够，难以支付而不利用的可能。以常规住院分娩为例，要达到项目预期的5％贫困孕产妇覆盖率要求，即贫困孕产妇人群住院分娩率达到100％，这是项目的主要目的，而实际上很难实现，2005年贵州省孕产妇住院分娩率为42.26％，因此，覆盖率低于5％是正常的，如果按照当前的住院分娩率推算贫困人群实际利用率的话，应是：目标人群实报覆盖率/全人群利用率＝调整后覆盖率，以2005年为例，3.91％/42％＝9.31％，即按照贵州全省的住院分娩率计算，贫困孕产妇住院分娩利用的覆盖率超过5％。项目的目的是5％的最贫困孕产妇全部利用，但是，在分析时应该考虑到实际医疗服务的利用（就诊）率影响。另外，加强宣传动员，使贫困家庭中的孕产妇和儿童利用服务也是提高覆盖率的重要措施。

发病情况也影响到贫困人群的利用。以5岁以下儿童救助为例，5岁以下儿童救助覆盖率低，与孕产妇不同，孕产妇的产科活动发生是一定的，5％贫困家庭的5岁以下儿童并不是一定会发生规定的疾病，不发病自然不会利用救助，不利用就不计入覆盖人数，造成覆盖率低。在计算儿童覆盖率时，也应根据人群实际发病率进行调整：目标人群实报覆盖率/某病人群发病率＝调整后覆盖率。

因此，提高覆盖率的关键是提高贫困人群对医疗服务的利用，经济支持不是提高利用唯一的方法，在分析贫困人群的实际利用时，也需要参考当地的总的就诊或利用情况分析。

四、医疗救助对贫困人群疾病经济负担的影响

（一）疾病经济负担的衡量

疾病经济负担是指由于发病、伤残（失能）和过早死亡给患者本人以及社会带来的经济损失和由于预防治疗疾病所消耗的经济资源。通常分为直接疾病经济负担和间接疾病经济负担，可以从个人、政府、社会的角度对经济负担进行研究。

直接疾病经济负担是指由于预防和治疗疾病所直接消耗的经济资源。直接疾病经济负担一般从病人角度研究，以病人花费的费用值表示；间接疾病经济负担是指由于发病、伤残（失能）和过早死亡给患者本人和社会所带来的经济损失，间接疾病经济负担具体包括：(1) 因疾病、伤残和过早死亡所损失的工作时间。(2) 由于疾病和伤残导致个人工作能力降低而造成的损失。(3) 病人的陪护人员损失的工作时间。(4) 疾病和伤残对于患者本人及其家属所造成的沉重的精神负担等。把时间单位折算为货币单位，常用的方法有人力资本法、支付意愿法和摩擦成本法。常用的指标有平均期望寿命、伤残调整寿命年（DALY)、健康期望寿命，以及伤残指标和失能指标、发病率和伤残率等。我们研究所能够得到的只是直接疾病经济负担的治疗直接费用。还有学者认为，无形经济负担也是值得关注的，疾病的无形经济负担是患者及其亲属因疾病所遭受的痛苦、忧虑、悲哀、社会隔离等生活质量问题，用货币的形式来衡量的一种损失，也称为社会费用。迄今为止，成功地对疾病无形经济损失进行衡量的研究并不多见。目前尚无比较肯定的测量疾病无形损失的方法。

由于我们的研究没有对具体的个体做问卷调查，只是采用治疗直接费用表示妇幼人群的疾病负担，就诊直接费用是从个体的角度衡量疾病直接经济负担的重要指标，能够反映个体在利用医疗服务过程中的直接费用支出。结果显示，调研县的妇幼医疗服务治疗直接费用平均在 40～1740 元，按照 2004 年的农村居民人均纯收入 1721 元的经济水平分析，贫困家庭的疾病经济负担更明显。由于医疗救助和合作医疗的开展，贫困妇幼人群实际直接疾病经济负担为直接治疗费用的 20％～60％，即减轻了 40％～80％的治疗直接费用。

（二）疾病经济负担与医疗收费水平

影响直接疾病经济负担的因素很多，包括人口学因素、疾病情况、病人患病后是否利用卫生服务、病人利用卫生服务的地点、病人利用卫生服务的机构、病人利用卫生服务的次数、病人的医疗保障形式以及病人对卫生服务效果的预期等。这些因素直接的作用就是影响到直接疾病经济负担的增加，治疗直接费用是重要组成部分。

医疗收费即直接治疗费用是构成患者疾病经济负担的重要部分，医疗收费水平高，病人的疾病负担加重；控制医疗费用过快增长，是值得关注的问题，如果不对提供医疗服务方进行适当的管理，就目前量入为出的补偿方式而言是很难真正降低疾病直接经济负担的。从研究的结果中也可以看出，两个调研县之所以能够在定额或按照比例补偿上达到比较高的减轻疾病负担的作用，很重要的原因就是当地的医疗收费水平比较低，在救助补偿额度一定的情

况下，医疗机构的收费水平就显得十分重要。收费水平低，补偿对被救助对象经济负担减轻程度高；反之，收费高，补偿比降低，救助作用减小。因此如何降低医疗收费水平，减轻患者疾病经济负担，提高贫困人群对医疗卫生服务的利用是值得进一步研究的重要内容。

（三）医疗救助对直接疾病经济负担的影响

医疗救助的主要目的是减轻贫困人群的直接疾病经济负担，提高他们对医疗服务的利用。因此，医疗救助形式、救助对象、救助内容、救助程度不同对减轻救助对象的疾病经济负担是不同的。

医疗救助的开展在我们国家目前主要还是在民政救助对象中实施，主要是针对救助对象的救助。由于医疗救助资金有限，因此，确定救助对象和对救助对象威胁较大的疾病，是医疗救助易于实施的前提。卫生九项目确定的救助贫困妇幼人群及其主要服务和疾病，使医疗救助在实施过程中对象明确，补偿的服务利用确定。这种医疗救助方式对于不同的救助对象而言更具有针对性。

医疗救助对疾病直接经济负担的影响还表现在医疗救助补偿要求上，两个调研县对于贫困孕产妇的救助没有起付线，即只要有符合规定疾病的花费，就按照定额或比例报销，调研县卫生九项目与合作医疗及其他项目相结合，医疗救助对贫困人群的人均救助补偿可达到人均花费的40%～80%，即减轻了贫困人群40%～80%的经济负担。

另外，我们也发现，贫困妇幼人群的基本服务利用（规定的服务补偿内容）总的花费比较低，达不到当地二次补偿的标准（个人支付超过5000元），因此，对于贫困特定人群的基本服务利用应该加大救助的补偿比例或降低贫困妇幼人群的基本医疗服务二次补偿的起付线，减轻他们基本医疗服务的直接经济负担，提高他们对基本医疗服务的利用。

五、合作医疗、民政救助与贫困妇幼人群医疗救助可持续性

（一）医疗救助的可持续性

从经济学的角度看，“可持续性”和“可持续发展”两个概念实际上是基本相同的，是同一个概念的不同表达方式，“发展”一词多用于宏观领域，人们对于可持续性的定义往往从不同的角度进行分析和定义，“强调人类社会的健康和长远发展，既关注人类社会与自然界的协调与和谐，又注重人类社会本身的公平与完美，所涉及的范围包括经济、环境、资源、人口、社会和科技等领域”的定义已被学术界大多数人所接受。

医疗救助的可持续性是指涉及社会和谐和人群健康公平的医疗救助制度能够长远发展。具体地讲，卫生九项目特困人群医疗救助可持续性，我们认为是指在卫生九项目结束之后，卫生九项目特困人群医疗救助的目标人群能够继续长期得到不少于卫生九救助服务项目及相应补偿比的救助。

（二）新型农村合作医疗与妇幼贫困人群医疗救助

1. 合作医疗实施方案的制定直接影响到医疗救助的实现

合作医疗实施方案是合作医疗实施过程中的依据，合作医疗实施方案是否把医疗救助的项目纳入合作医疗补偿的范围以及补偿的标准，是利用合作医疗实现医疗救助的关键。

通过对两个项目县的典型调查发现，目前两个项目县都把孕产妇的常规住院分娩纳入合作医疗实施方案中，并专门对住院分娩作了详细的规定，其他如高危住院分娩等则按照疾病

补偿对待，从研究结果中可以发现，对贫困妇幼人群的补偿主要依赖于新型合作医疗的实施，两个县对孕产妇住院分娩补偿在乡镇卫生院分别达到了实际花费的42.4%（独山）和86.4%（息烽），其中合作医疗补偿分别占实际补偿的33.5%和45%，由合作医疗补偿的高危住院分娩和儿童的补偿也达到了比较高的比例，新型合作医疗的实施方案对于参加合作医疗的妇幼贫困人群来说是能够达到有效救助的。

2. 当地医疗收费水平（直接费用）影响救助程度

分析认为现行的合作医疗方案能够达到卫生九项目要求的贫困孕产妇住院分娩、高危妊娠等救助要求，其中很关键的原因是调查县的住院分娩费用比较低。由于合作医疗的补偿标准都是采取量入为出的，即根据总的可利用资金总数，结合当地的诊疗费用制定报销或补偿比例。因此，不管是定额补偿的独山还是补偿45%的息烽，都是在比较低的住院分娩费用前提下实现的，如果住院费用过高，定额补偿则起不到救助作用，合作医疗救助方案也很难定到补偿比的45%。

对于以合作医疗形式实现贫困孕产妇医疗救助的地区，在合作医疗资金总数难以增加的前提下，要实现较高的补偿比例，就只能采取服务限价或对特殊人群限价的做法，否则就会影响到救助程度。但是，如何解决由于限价给医院带来的影响，也是值得研究的问题。

3. 合作医疗是实现妇幼贫困医疗救助的基本条件

从以上的分析我们可以认为，利用合作医疗实现妇幼贫困人群医疗救助需要包括以下两个条件：①贫困妇幼人群必须参加合作医疗；②合作医疗的报销项目包含妇幼人群医疗救助的内容。提示我们，假如贫困妇幼人群没有参加合作医疗，或者是合作医疗没有包括像常规住院分娩的项目，则很难实现妇幼贫困人群的医疗救助。因此，政府对于妇幼人群健康的关注，把孕产妇住院分娩纳入合作医疗补偿的范围，并采取措施保证贫困孕产妇和5岁以下儿童家庭参加合作医疗是依靠合作医疗实现妇幼贫困人群医疗救助的前提。

4. 合作医疗的可持续性影响到贫困妇幼人群医疗救助的可持续性

从项目县的调查结果可以认为，以合作医疗实现医疗救助目标的地区，合作医疗的持续性影响到目标人群的医疗救助可持续性。

合作医疗是否具有可持续性，体现在时间、政策、资金三个方面。

建立新型农村合作医疗制度，是新形势下党中央、国务院为切实解决农业、农村、农民问题，统筹城乡、区域、经济社会协调发展的重大举措，新型农村合作医疗是“维护农民健康权益、提高农民综合素质、切实解决‘三农’问题、建设社会主义新农村的一项重要措施”，卫生部等七部委联合下发《关于加快推进新型农村合作医疗试点工作的通知》中指出：各省（区、市）要在认真总结试点经验的基础上，加大工作力度，完善相关政策，扩大新型农村合作医疗试点。2006年，使全国试点县（市、区）数量达到全国县（市、区）总数的40%左右；2007年扩大到60%左右；2008年在全国基本推行；2010年实现新型农村合作医疗制度基本覆盖农村居民的目标。国家政策明确了合作医疗的发展方向和目标。

在资金保障方面，为体现党和政府对农民健康的关心，从2006年起，中央财政对中西部地区除市区以外的参加新型农村合作医疗的农民由每人每年补助10元提高到20元，地方财政也要相应增加10元；财政确实有困难的省（区、市），可2006年、2007年分别增加5元，在两年内落实到位；地方财政增加的合作医疗补助经费，应主要由省级财政承担，原则上不由省、市、县按比例平均分摊，不能增加困难县的财政负担；农民个人缴费标准暂不提高等政策为新型农村合作医疗的顺利开展提供必要的资金保障。

合作医疗是今后我国政府关注的重点，具有可持续性。另外，合作医疗在实施过程中对于减轻农民疾病经济负担方面所起的作用大小，也是农民愿意参加合作医疗、使其具有可持续性的重要条件。

（三）民政医疗救助与贫困妇幼人群救助

1. 民政医疗救助的形式

农村医疗救助制度是政府拨款和社会各界自愿捐助等多渠道筹资，对患大病农村五保户和贫困农民家庭实行医疗救助的制度。医疗救助在当地人民政府领导下由民政部门管理，并组织实施，因此我们研究中称为民政医疗救助。开展新型农村合作医疗的地区，资助医疗救助对象缴纳个人应负担的全部或部分资金，参加当地合作医疗，享受合作医疗待遇。因患大病经合作医疗补助后个人负担医疗费用过高，影响家庭基本生活的，再给予适当的医疗救助，没有开展合作医疗的地区对患大病的救助对象进行适当医疗救助。我们调查的两个项目县都是开展新型农村合作医疗的试点县，民政救助的形式主要是资助被救助对象家庭参加合作医疗以及大病的二次补偿（合作医疗补偿后），民政医疗救助为贫困妇幼人群享受合作医疗补偿提供了可能。两个调研县的情况也证实参加合作医疗的妇幼人群得到了比较高比例的经济补偿，关键的问题是民政部门能否把当地最贫困的5%孕产妇和5岁以下儿童作为资助参加合作医疗的对象。

2. 民政救助与特定贫困人群的特定医疗服务救助

民政医疗救助的对象主要是农村五保户、农村贫困户家庭成员，地方政府规定的其他符合条件的农村贫困农民。我们在两个项目县的调查中发现，民政医疗救助的对象主要还是原有的民政救助对象，对于这些人的救助除了与参加合作医疗的人群一样享受补偿外，个人无力支付的部分由民政实行二次补偿，可以看出民政救助是对人不对病（服务内容），即救助的方式是依据救助对象的经济支付能力，没有规定的疾病范围（参照合作医疗的补偿范围），而贫困孕产妇及5岁以下儿童救助除了有对象的要求外还有规定的疾病范围，尤其是救助对象是动态的、变化的，在补偿上主要是针对特定的疾病和服务。这与民政医疗救助只是对人的救助不同，还需要救助对象的调整和医疗服务的判断，民政部门不论从人力和工作性质上都不容易做到，这在我们的调研中也得到了证实。如何利用民政部门的资金把妇幼人群基本医疗服务救助开展起来，特别是救助对象管理、救助服务利用的补偿由哪个部门具体实施，是妇幼人群医疗救助可持续性的前提。从研究结果看，民政部门特别是开展新型农村合作医疗试点的地区，在贫困人群救助资金上具有实施医疗救助的条件，但是，并没有把妇幼人群作为专门的救助对象看待，当地政府按照卫生九项目的标准把救助贫困妇幼人群纳入医疗救助的范围，是贫困妇幼人群获得合作医疗补偿的前提，关键是救助对象的不断变化和救助内容的补偿通过什么形式实现是值得研究的。

（四）多种途径结合实现救助目的

任何一种医疗救助途径在实施上都有其局限性，从我们的调查中也发现，当地在实施医疗救助的过程中把多种救助方式统一利用，使救助对象能够得到较高的补偿。息烽县把民政医疗救助、新型农村合作医疗、卫生九项目妇幼人群医疗救助以及“降消”项目的救助资金统一安排使用，孕产妇常规住院分娩的补偿达到了86.4%，对减轻贫困孕产妇住院分娩的直接疾病经济负担起到了较大的作用。因此，需要政府的政策支持和工作协调，实现救助资金的统一管理和使用，使医疗救助具有可持续性。

六、政府专项救助与贫困妇幼人群医疗救助可持续性

（一）贫困人群与政府救助

政府救助即社会救济是中央和地方政府通过财政拨款，依法对特定的社会救助对象按规定向他们提供的社会援助。二十世纪八十年代，我国医疗救助的概念和做法仅见于农村扶贫或加强农村初级卫生保健的政府文件中。到九十年代，随着城市贫困人口的剧增，一些地方开始通过政府下发专门文件以至通过地方立法开展医疗救助，成为政府的一项职责。目前已经初步形成以城市居民最低生活保障制度、农村居民最低生活保障制度、农村五保户供养制度、自然灾害救助制、城市流浪乞讨人员救助制度、农村特困户救助制度以及其他社会救济等为基础的社会救济框架。同时存在救助缺乏城乡统筹、救助项目单一、救助水平低、救助理念落后、救助资金分担不合理以及救助缺乏管理等问题。

疾病是劳动力再生产和人口生长发育过程中不可避免的现象。以克服和减少疾病恢复人体健康为目的的医疗活动，对于劳动力再生产和人口的健康生存至关重要，而且家庭成员患病种类和程度是影响家庭收入与支出的重要因素。对贫困人口实施医疗救助，是政府的职责，是政府保障人权即公民在患病时应得到政府及社会救助的权利。缺乏医疗救助项目，则社会救助体系残缺不全，因而完善医疗救助制度是建立和完善社会保障体系的重要内容和措施。

2003年民政部会同卫生部、财政部下发的《关于实施农村医疗救助的意见》，要求2005年在农村地区建立医疗救助制度。许多省都已经开展了此专项救助工作。我国的医疗救助是在政府主导下，社会广泛参与，通过医疗机构实施的以贫困人口中的患病者为对象，旨在恢复其健康，维持其基本生存能力为目的的救治行为，是我国社会救助的重要方式和内容，是我国社会保障体系的重要组成部分。

（二）妇幼人群医疗救助实施的基本要求

医疗救助实施有多种方式和途径，妇幼人群的医疗救助对象明确，在方式上可以采取针对救助对象的费用救助补偿，也可以根据实际情况对危害该群体健康的主要疾病进行补偿。由于救助资金的有限，有针对性地对主要疾病进行救助是比较可行的方式，妇幼人群救助的目的是减少孕产妇和5岁以下儿童的死亡率，因此，确定导致人群死亡的主要疾病作为救助重点是非常重要的。贵州省目前实施的卫生九项目，对贫困人群医疗救助对象、救助内容和补偿比都提出了要求，给医疗救助的实施提供了前提。

医疗救助实施需要有资金的补偿，期望补偿达到救助的目的，即减轻病人的直接疾病经济负担，补偿的依据一般是当地的就诊费用，救助补偿服务内容的基本花费是制定补偿计划的重要依据。因此，在制定救助计划时除了确定救助对象、救助服务内容外，还需要服务费用的调查测算，确定补偿的比例。

（三）政府专项救助与服务包测算

目前我国对贫困妇幼人群的救助还是以项目方式为主，项目有时间限制，项目结束后救

助工作难以持续，实现医疗救助的可持续性需要通过政府干预得以实现。两个调研县显示，合作医疗可以实现妇幼人群救助的目的，但由于民政医疗救助没有专门针对孕产妇，所以不能够确定贫困孕产妇是否参加了合作医疗，随着医疗费用的增长，能否对贫困孕产妇起到高比例补偿也是不确定的；尤其是孕产妇住院分娩率较低的西部偏远地区，政府拨专款对贫困孕产妇进行救助应该成为可能。

我们根据医疗救助的一般策略以及此次现场调查中贫困妇幼人群卫生服务包的测算，提出政府可以采取的贫困妇幼人群救助方式，主要针对贫困孕产妇。孕产妇是很好识别的特定人群，医疗服务内容基本固定，5 岁以下儿童中重度疾病的救助由于各项花费不固定，专项经费管理较难。

从两个调研县的调查结果测算，该地区常规住院分娩平均 242～445 元/例，住院分娩的花费主要包括以下几个类别：接生费、药费、检查费及其他。其中接生费每个县都是固定的，平均接生费为 194 元，以两个县目前乡镇卫生院常规住院分娩的人均花费情况看，接生费占总花费的 40%～60%。接生费固定的特点对于政府采取专项救助非常有利，按照每个贫困孕产妇全部免除接生费用计算，独山和息烽县 2005 年政府分别投入 26772 元和 18090 元即可以覆盖 5%的贫困孕产妇。

建 议

一、明确政府责任，加强救助资金的使用和管理

政府要加强救助资金的投入和管理，利用政策保证救助资金专款专用，特别是针对救助对象补偿直接减免，之后由乡镇卫生院统一报账的补偿，要认真审核救助对象是否受益，同时要保证对基层卫生机构的足额和及时补偿，保证医疗救助的人群真正受益。

二、资助贫困妇幼人群参加合作医疗

此次调查发现合作医疗的筹资来源相对稳定、报销手续简便、报销比例接近 40%，报销内容囊括了妇幼人群医疗服务基本需求。但是关键的问题是仍有相当部分人群没有参加合作医疗，建议政府采取措施，由民政部门资助最贫困的 5%的孕产妇和 5 岁以下儿童参加合作医疗卫生，享受合作医疗补偿、妇幼保健部门积极动员贫困妇幼人群加入合作医疗网。

三、常规住院分娩一定要纳入合作医疗补偿范围

孕产妇及新生儿死亡率是衡量一个地区人群健康的最基本的指标，产妇住院分娩是降低孕产妇死亡率、增进人群健康水平的重要手段。将住院分娩纳入合作医疗补偿的范围，结合当地人均住院分娩费用给予一定补偿，是提高产妇利用住院服务的有效措施。目前并不是所有地区都将该项纳入合作医疗补偿范围，要保证对产妇住院分娩固定的补偿，就必须把产妇住院纳入进来。

四、宣传动员，提高贫困人群医疗服务利用率

由于医疗救助的补偿是利用的补偿，也是救助的目的，即提高贫困人群的利用率，只有提高贫困救助对象的医疗服务利用率，得到救助的比例即覆盖率才会提高。因此，必须利用多种形式宣传动员，提高救助对象的认识。另外，在分析项目目标实现程度时也需要参照实际利用率进行调整。

五、政府专项资金实施贫困孕产妇医疗救助

住院分娩率低的主要原因还是经济支付能力差，尽管从卫生九项目贫困妇幼人群的医疗救助实施看，住院分娩率提高，但是仍处在比较低的水平。说明可能现有的救助水平对该地区的救助力度不够，建议在贫困地区政府专门对孕产妇住院分娩实施专项救助，提高孕产妇的住院分娩率，减少孕产妇死亡。

六、建立以合作医疗为依托的妇幼贫困人群的医疗救助模式

不同的地区有不同的医疗救助的模式，通过对贵州省卫生九项目县的分析，以及合作医疗现状调研，我们认为，贵州省医疗收费水平较低，相对补偿比例较大，贫困妇幼人群的医疗救助可以利用民政医疗救助资助他们参加合作医疗，利用合作医疗补偿达到救助的目的，并建议降低这些基本医疗服务的二次补偿标准。

第三部分

卫生九项目经验总结与启示

卫生九项目妇幼卫生部分特困人群医疗救助实施经验总结和启示

北京大学公共卫生学院 陈 娟
卫生部国外贷款办公室 段明月

一、背景

特困人群医疗救助工作是世界银行贷款卫生九项目妇幼卫生部分（以下简称卫生九项目）中改善贫困人口妇幼卫生服务利用的一项重要内容。卫生九项目是中国政府利用世界银行贷款开展的妇幼保健项目，旨在通过实施本项目，提高基层妇幼卫生服务和管理能力，改善妇女健康状况，促进儿童身心发育，降低项目地区孕产妇死亡率、5 岁以下儿童死亡率及其营养不良患病率。该项目覆盖我国 5 个省（自治区）的 107 个项目县的 5047 万人口。

随着社会经济和卫生事业的发展，中国妇女儿童健康状况已经得到明显的改善。但是，在不同地区之间人群的健康状况和卫生服务的质量存在着巨大的差异。尤其是贫困地区的婴儿死亡率和孕产妇死亡率远远高于国家的平均水平，已经成为各级政府和卫生部门所关注的重点。

贫困地区妇幼卫生服务利用不足的重要原因之一是贫困人口支付能力低下。国家第三次卫生服务调查结果显示：在经济欠发达的四类农村地区，无医疗保险的人群两周未就诊率明显高于有医疗保险和医疗覆盖人群，前者比后者高 65.2%；农村居民因病应住院而未住院的人群中，因经济困难的人群占 67.3%；因此，提高贫困家庭的支付能力特别是妇幼卫生服务的支付能力是十分重要的，而提高贫困家庭支付能力的一项重要措施是政府提供补贴。

卫生九项目特困人群医疗救助计划就是通过建立针对特困人群的医疗救助基金，利用补偿机制给特困家庭的妇女和儿童提供一定的经济援助，提高贫困家庭中妇女和儿童对医疗服务和保健服务的利用，从而改善妇幼人群的健康状况，降低孕产妇和儿童的死亡率。

二、取得的成绩和贡献

（一）妇幼人群的健康得到政府重视，医疗救助理念得到政府认可

1. 制定符合当地实际情况的贫困人群医疗救助计划

由于特困人群医疗救助是卫生九项目提高目标人群利用医疗卫生服务的一项重要举措，当地政府在项目开始时都针对当地的实际情况制定医疗救助办法。到目前为止，在 107 个项目县，有 97 个已经实施贫困家庭医疗救助工作。各地虽然实施程度不同，但基本上都建立了相应的组织机构，并完成了医疗救助资金的筹集。在开展工作的过程中，当地政府和管理人员了解医疗救助工作的意义和内容，认识到提高贫困孕产妇利用医疗服务的重要性，医疗

救助的理念得到了政府的认可。

2. 积极探索医疗救助可持续发展的途径

开展新型农村合作医疗的项目地区把卫生九项目医疗救助内容纳入实施方案，将卫生九项目所涉及的医疗救助工作纳入到补偿方案中。目前各地新型农村合作医疗试点县中，卫生九项目县都把孕产妇住院分娩纳入到合作医疗实施方案中，并且在补偿标准上也都参照卫生九项目医疗救助的要求制定，可见医疗救助项目的实施对于当地的政策制定产生了积极的作用。

（二）建立项目地区贫困人群医疗救助资金

从项目实施到2006年底，各项目县都按照项目计划书的要求，通过各种形式筹集医疗救助资金（具体筹集情况见表1）；部分项目县由于政府的重视，还专门投入专项资金用于贫困人群的医疗救助，比如湖南宁乡县政府计划每年支出30万元用于孕产妇的医疗救助；新疆疏附县2005年投入60万元用于孕产妇的医疗救助等。总之，项目实施推动项目县贫困孕产妇和5岁以下儿童的医疗救助工作，贫困人群医疗救助资金逐步建立。

表1　五项目省特困人群医疗救助资金计划完成情况

项目省	总计划数（元）	累计数（元）	累计完成率（%）
湖南	8777800	12096000	137.80
海南	2332724	2361381	101.23
吉林	2787055	1830200	65.67
贵州	8465800	5228514	61.76
新疆	1169462	503246	43.03
合计	23532841	22019342	93.57

（三）项目地区根据自身的实际情况选择贫困对象

按照项目计划书的要求，项目地区最贫困的5%家庭中的孕产妇和5岁以下儿童是救助对象。考虑到实施的可操作性，各项目县首先按照上一年孕产妇总数和5岁以下儿童数粗略估算5%目标人群的数量作为各地计划救助量。大部分项目县在项目开始前都按照要求筛选贫困家庭，由于发现筛选出的贫困家庭基本上是以五保户为主，部分项目县调整筛选范围，只在有救助对象的贫困家庭中进行筛选，也有部分项目县是根据服务利用者的实际经济状况并给予补偿的人群作为救助对象。项目实施至2006年底，5个项目省累计救助161801名孕产妇，503336名5岁以下儿童，分别完成计划的75.32%和61.27%（见表2）。

表2　五项目省特困人群医疗救助目标完成情况

项目省	受益孕产妇			受益5岁以下儿童		
	总计划数	累计数	累计百分比（%）	总计划数	累计数	累计百分比（%）
湖南	75173	61688	82.06	520046	151911	29.21
海南	11364	11323	99.64	57313	51467	89.80
吉林	89634	60989	68.04	154026	292096	189.64

续表

项目省	受益孕产妇			受益5岁以下儿童		
	总计划数	累计数	累计百分比（%）	总计划数	累计数	累计百分比（%）
贵州	30034	19210	63.96	77928	7300	9.37
新疆	8608	8591	99.80	12194	562	4.61
合计	214813	161801	75.32	821507	503336	61.27

（四）提高贫困救助对象对医疗服务的利用率

尽管没有确切的数据表明被确定为医疗救助对象的贫困孕产妇卫生服务利用率提高的程度，但是对项目县总孕产妇和儿童医疗服务利用分析发现项目县的产前检查率、住院分娩率等都有不同程度的提高，表3显示项目县2006年孕产妇保健部分指标均高于当地的平均水平。由于贫困人群服务利用低是造成服务利用低的主要原因，因此利用率的提高在一定程度上反映贫困人群利用率提高。

表3　五项目省县级产前检查率和住院分娩率（%）

项目省	2006年项目县		2005年*	
	产前检查率	住院分娩率	产前检查率	县级住院分娩率
湖南	93.95	92.18	91.0	84.3
海南	91.29	93.33	80.2	83.0
吉林	85.87	93.89	83.6	92.3
贵州	89.37	47.94	88.2	46.5
新疆	86.43	81.24	85.7	72.4
合计	90.32	81.54	——	——

注：* 资料来源于《2006年中国卫生统计年鉴》

（五）培训一批熟悉医疗救助实施的项目管理人员

卫生九项目特困人群医疗救助的实施，一方面是项目地区按照方案要求选择贫困人群和实施救助补偿；另一方面是项目地区通过该项活动培训和锻炼一批实施医疗救助的项目管理人员，他们根据中央计划书的要求，对于项目地区的贫困对象进行调研，特别是有些项目县在实施过程中发现，如果按照计划书的要求选择贫困家庭，则出现很多入选家庭没有或近期不可能有孕产妇和5岁以下儿童的现象，他们便改变单纯从民政部门获取信息的做法，以有或近期可能会有救助对象的家庭为选择贫困家庭的基础，使得被救助人群尽量能够达到覆盖5%的孕产妇或5岁以下儿童。另外，在贫困救助对象的救助补偿中，他们通过实践获取经验，采取直接减免的方式，缩减了救助对象先付款后报账的繁琐程序，增强了项目的可操作性。

三、实施中发现的问题与不足

（一）中央制定的医疗救助实施方案中的不足

1. 选择救助对象的可操作性定义不明确

中央项目计划书将救助对象或者目标人群定义为“每个项目县医疗救助基金要覆盖5%的最贫困家庭，这些贫困家庭中的孕产妇和5岁以下儿童是医疗救助基金的受益对象”。该定义是以县为单位的概念，理论上讲，以县为单位5%的贫困家庭，按照人口组成测算，应该包含5%的孕产妇和5岁以下的儿童。但是，由于贫困家庭的选择只有在村级进行才可行，但是以村为单位选择5%的贫困家庭就会遇到一个问题，即所选择的贫困家庭由于家庭基数小而出现入选家庭中没有或极少家庭有孕产妇或5岁以下儿童，最终会导致全县目标人群达不到5%。

2. 救助对象的范围没有明确的界定

医疗救助实施方案中救助对象是指5%的贫困家庭中的孕产妇和5岁以下儿童，这是在项目之初确定的救助对象。其中，儿童持续救助应该可以理解，而孕产妇大多利用是一次性的。方案对确定的贫困家庭中的孕产妇获得救助补偿之后，次年是否需要重新选择贫困孕产妇，还是仅以原贫困家庭为单位，将其孩子作为救助对象而不需要新选救助对象等方面不够明确。从救助对象定义看应以救助家庭为单位，但从项目地区实施情况看，在救助对象的范围界定上存在理解上的差异，多数项目地区对孕产妇的救助是每年都进行调整。

3. 救助资金的测算与实际发生有出入

救助方案中有关筹集资金的测算只是按照每个救助对象只利用一次所补偿的费用测算，没有考虑同一救助对象重复发生利用的补偿。对于救助对象的救助，孕产妇可能是一次利用，但5岁以下儿童则有可能是多次利用，但在救助实施方案中并没有说明，救助资金测算时也没有考虑这个问题。

4. 没有明确资金测算数目是项目期间的总数还是每年调整的所需资金数

由于救助对象的不确定性使得救助资金所应筹集的数量存在异议，按照项目实施计划书的测算是被救助对象每人得到一次救助所需的资金总数，并且是按照年发生率计算的，但在项目实施方案中并没有说明是一年的还是项目实施期间的所需费用。

（二）项目执行过程中发现的问题

1. 医疗救助对象的选择问题

按项目要求，医疗救助对象是指最贫困的5%的贫困家庭中的孕产妇和5岁以下儿童。由于各项目地区或同一地区不同乡镇经济状况存在着差异，为便于贫困对象选择的可操作性，一般是以村为单位进行贫困家庭的选择，但是项目计划书中的测算是在大数基础上进行的，即假设5%的贫困家庭中就有5%的孕产妇和5岁以下儿童。因此，各地在制定实施方案时应明确是否是已有孕产妇（或可能出现孕产妇）或5岁以下儿童的家庭作为选择的基础，才能保证贫困家庭的救助对象得到救助。如果不考虑这点而以村为单位实施，则有可能出现一些五保户等贫困家庭被选入，则会出现5%的贫困家庭中，没有或者很少的家庭有孕产妇或5岁以下儿童。

2. 救助补偿的对象和内容问题

项目救助补偿对象包括孕产妇和5岁以下儿童，补偿内容包括救助对象的保健和医疗服务，但是在实际补偿操作中很难实现。比如对孕产妇而言，很多地方已经采取为所有孕产妇提供免费保健的服务，那么这种补偿就不单是针对项目，因此医疗救助项目办公室很难在统计医疗基金使用情况时将贫困孕产妇的保健费用单独测算计入，往往只是统计实际补偿到孕产妇手中的直接费用，没有把妇幼保健机构提供的保健费用计算在救助基金内，使得医疗救助的基金实际补偿支出减少。

3. 救助资金筹集的测算问题

救助资金测算主要目的是保证救助资金的筹集数量，即筹集多少资金可以满足计划救助人群的需要。最关键的问题是救助的家庭是动态的还是相对固定的，如果是相对固定的人群，假设每个人的利用基本上就是一次，上面的测算的费用则是能够满足的，但是儿童的利用应该是重复的，上面的测算没有考虑到。各地可以根据实际情况进行测算，比如对于实施孕产妇保健服务免费的地区，可以不把保健服务计算在内，特别是实际发生的费用是补偿中非常重要的内容，直接影响到补偿救助的力度。假如每项服务的实际发生费用较高，那么筹集时就应该按照实际发生的费用进行筹集，否则就会出现补偿比例过低或不够的状况。最重要的是补偿对象是累计的还是每年保持在5%的贫困对象得到救助。

4. 医疗救助对象的覆盖问题

按照中央项目计划书的要求，救助覆盖的是5%的贫困家庭中的孕产妇和5岁以下儿童，即在项目实施的过程中，总体覆盖这些贫困家庭中的孕产妇和5岁以下儿童，这些家庭中的孕产妇和5岁以下儿童在需要孕产妇和儿童医疗保健服务时，要给予一定费用的补偿。因此覆盖的对象应该是5%的将这些贫困家庭中的孕产妇和5岁以下儿童纳入到救助的范围内，而不是用每年的实际救助人数和孕产妇总数或儿童总数比较，由于这些对象可以多次发生服务利用，但是人群应该相对固定。因此，5%的人群覆盖应该是5%的贫困家庭中的孕产妇和5岁以下儿童是否被覆盖，以及这些人群服务利用的比例。

5. 医疗救助年报表问题

年报是项目管理中的一项很重要的内容。从年报信息来看，包括总计划救助人数，每年实际得到救助补偿人数和累计补偿人数。累计补偿的人数占总的计划救助人数的百分比应该逐步达到5%（当然儿童可能存在人次的问题），而不应是当年的实际救助人数占当年计划数的百分比作为救助覆盖率。因此，报表中增加确定为贫困救助对象的人数很重要，尤其是可以了解确定为救助对象的人群的利用情况。

四、建议与启示

1. 明确中央项目计划书的指导作用

中央项目计划书的作用应该体现各项目县具体实施方案执行的原则和指导建议，涉及各地具体的操作过程上不宜过分细致表述。因此，建议中央计划书应明确原则，以及操作的基本要求，各项目地区应根据自己的实际情况制定具体的实施方案。

2. 确定救助对象的范围和数量

中央项目计划书将医疗救助对象定义为“最贫困的5%家庭中的孕产妇和5岁以下儿童”，但依据可操作性的原则，贫困家庭的选择在村级容易实施，如果以村级家庭户数为操作对象，则可能出现所选的贫困家庭中没有符合救助条件的人群；另外，由于没有明确救助对象的数量，因此各地在确定救助对象或者计划目标人群时，有的项目地区是按照每年救助5%的贫困孕产妇和5岁以下儿童，有的是按照累计达到5%的目标人群，由此导致报表分析的结果是各项目地区的差异较大。因此，要使项目真正能够覆盖一定数量的贫困孕产妇和5岁以下儿童，在贫困家庭的选择上应该是以有孕产妇（或可能出现孕产妇）或5岁以下儿童的家庭为对象，这样才能够使救助覆盖比例达到项目目标的要求，即能够覆盖5%的项目县的最贫困孕产妇和5岁以下儿童。

3. 明确救助补偿的人（次）数及内容

救助补偿是指对已经发生的相关救助内容给予费用补偿。该项目的救助补偿依据是项目计划书提到的按照救助家庭中救助对象疾病发生率和利用率进行补偿。由于发生率和利用率是按照年度计算的，因此，理论上讲，救助补偿的人（次）数是按照发生率和利用率测算出的每年的救助补偿人（次）数。由于中央计划书中对于救助对象没有明确说明是每年累计逐步达到5%的家庭，还是项目实施期间内每年5%的家庭中的救助对象都会得到利用补偿，使得基层在操作中出现不同，有的项目县是根据救助对象的实发生次数补偿，有的则是累计一次补偿，特别是在5岁以下儿童利用的补偿上。

4. 明确规定救助资金的筹集

救助资金的筹集是救助实施的关键因素之一，救助资金需要量的测算基础是救助的时间、利用率、发生率和疾病补偿的比例。由于中央计划书中没有明确5%的救助对象是在项目实施的几年期间内完成还是每年保持5%的救助对象，因此在资金筹集上就会出现按照5%的救助对象一年利用率发生的次数计算所需的资金数与实际支出的差异。建议明确中央计划中救助资金的测算数与救助人群数以及救助利用次数之间的关系，否则就会导致基层在实施过程中缺乏可操作性，在计划筹集资金和实际筹集资金上出现数量不足或数量过大难以筹集等问题。

5. 充分发挥年报表作用

年报表是反映基层项目工作实施状况的数据资料，医疗救助实施同样需要基础数据的提供来反映工作进度和现状。从现有报表内容看，年报表中没有确定救助对象的家庭数（或发放救助卡的家庭数），以及拟救助对象的人数，而是采用计划救助人数和年度得到实际救助的人数。如果把报表中的实际救助人数改为持卡人群的利用数，则能够反映救助对象的实际利用是否真正提高。由于目前项目县在实施过程中大多根据到医院就诊获得救助的人群经济状况给予补偿，因此实际利用人群数不能反映拟救助对象的人群利用率是否提高。另外，报表中没有统计救助对象的人数，受益人数的指标改为受益人次数更有实际意义。建议年报表中加入5%的贫困家庭数以及其中贫困孕产妇数、5岁以下儿童数，该人群的服务利用等，通过原有的其他指标则可以测算出被救助的贫困人群占孕产妇总数和5岁以下儿童的比例，而不是用得到补偿的人数占总人数的比例来反映目标人群的覆盖率。

附件一

卫生九项目妇幼卫生部分特困家庭中孕产妇和儿童的医疗救助实施方案

背景

特困人群指在项目地区中，经济收入小于或等于第五百分位数的家庭及生活在这种家庭中的人群。特困人群和家庭由于经济支付能力低下，缺乏利用医疗和保健服务的经济可行性，加上与经济因素直接相关的教育和营养等因素，特困家庭的健康状况和卫生服务利用状况远低于其他家庭，妇幼保健服务的利用率更低。这种直接经济因素不仅严重影响了贫困家庭享受基本保健和医疗公平性，而且导致死亡率增高，健康状况低下。

特困人群的妇幼医疗救助计划是在世界银行贷款卫生九项目妇幼卫生部分项目中改善贫困人口的妇幼卫生服务利用的一项重要项目内容。通过建立针对特困人群医疗救助基金，并通过资金的补偿机制，提供给特困家庭妇幼医疗保健直接的经济援助，以提高贫困家庭中妇女和儿童的医疗服务和保健服务的利用，降低孕产妇和儿童死亡率，改善妇幼健康状况。

本项目医疗救助基金的运行管理将参考世界银行贷款卫生九项目妇幼卫生部分及秦巴项目中医疗救助基金项目的管理方案进行。

目标

通过建立项目地区的特困人群医疗救助基金，并对特困家庭中的孕产妇和5岁以下儿童接受特定医疗和保健服务实行减免，改善其卫生服务的经济可行性，提高妇幼卫生服务利用率，以期有助于降低孕产妇死亡率和5岁以下儿童死亡率的项目总目标。

策略

- 建立特困人群医疗救助基金，并在项目期间形成稳定的筹资来源。
- 实施科学且可操作的收入评估，公正有效地筛选贫困家庭。
- 公平有效地对医疗救助基金进行分配和使用，确保资金用于特困家庭的特定妇幼卫生服务。
- 通过项目实施，提高特困家庭的妇幼卫生服务利用率，改善特困家庭中妇幼的健康状况，降低孕产妇和5岁以下儿童死亡率。

项目活动

1. 目标人群的确定

目的：通过正确的收入评估，公正地筛选出特困家庭。

由于地区间的差异，各项目地区贫困状况不同，因贫困而无力利用基本卫生服务的比例也不同。本项目要求每个项目县的医疗救助基金要覆盖5%的最贫困家庭。这些贫困家庭中的孕产妇和5岁以下儿童是医疗救助基金的受益对象。将根据家庭人均纯收入来确定受益的贫困家庭。由村委会按家庭人均纯收入由低到高排列，提出医疗救助对象的名单，由乡级管理机构进行资格审查，县级医疗救助基金管理机构进行各乡之间的调整后最终确认医疗救助对象。扶贫对象应张榜公布，接受群众监督。

内容：

（1）应用收入的快速评估方法，确定贫困救助标准。

（2）根据标准筛选出特困家庭，并对家庭及其妇女和儿童人员造册登记。

（3）验证特困家庭筛选的正确性和公正性。

（4）采用特定的方法，便于医生和医院识别特困家庭及其妇女和儿童。

2. 服务范围的确定和补偿方法

目的：确定出对降低孕产妇和5岁以下儿童死亡率最具成本效益的保健和医疗服务以及采取方便、有效的补偿方法。

内容：

（1）通过对孕产妇和5岁以下儿童死因分析和以往扶贫医疗救助获得的经验确定本项目的医疗救助支持的保健和住院服务，并对扶贫对象接受这些服务给予适当的、有意义的费用减免。

（2）医疗救助基金覆盖的保健服务为：

• 妇幼系统保健（包括产前检查、村级新法接生、产后访视、新生儿访视、儿童系统保健）。项目原则要求医疗救助对象接受以上保健服务应获得100%的费用减免。在开展妇幼保健保偿服务地区，医疗救助扶贫对象的妇幼保健保偿费用应由扶贫基金提供。

• 住院分娩：高危住院分娩建议补偿比例为60%～70%；正常住院分娩建议补偿比例为30%～40%。

• 产科急症的门诊及住院，建议补偿比例为60%～70%。

• 5岁以下儿童中重度疾病门诊及住院（尤其是肺炎及腹泻），应根据各地具体情况确定补偿比例，建议补偿比例为40%～70%。

（3）确定救助资金的补偿方法（直接减免病人，服务提供者获得减免部分资金的返还）。

（4）对每类服务要根据项目培训部分要求的标准服务和病案管理方案进行规范。

3. 医疗救助基金的筹集与测算

目的：通过建立基金组织，并建立稳定的资金筹集渠道，采用科学的费用测算方法，确定筹资水平。

内容：

（1）医疗救助资金全部从当地政府的配套经费中支出，作为项目投入的一部分。为确保项目资金的及时和足额到位，政府应将该资金纳入年度政府预算。期望上级政府对项目县提供资金支持。

（2）医疗救助基金的数量要根据所覆盖人口、所覆盖服务的发生率、所覆盖服务的费用以及对所覆盖服务的补助比例进行测算（具体测算见附件二中表1）。初步的测算结果为：

①妇幼常规基本保健：人均0.036元；

②住院分娩：人均0.108元；

③产科急症的门诊和住院：人均 0.057 元；

④5 岁以下儿童中重度疾病门诊及住院：人均 0.017 元。

项目县可根据本办法，结合本县的具体情况进行实际测算。

(3) 项目县应明确资金的管理单位，并设立基金的管理和监督组织，保证资金合理使用。

4. 加强对特困人群医疗救助资金的管理和监督

目的：通过对资金的管理和监督，使基金得到正确合理的应用。

内容：

(1) 医疗救助项目是为了实现整个项目的目标而设立的，医疗救助项目的组织与管理是整个项目组织与管理的一部分。为了保证医疗救助项目的顺利实施，项目地区在省、地(市)、县各级应成立医疗救助项目领导小组及医疗救助基金管理小组或相应的管理组织负责医疗救助项目的指导与管理。医疗救助基金管理机构的设置应在整个项目的组织管理机构之内，主要采取各县统筹的县办县管形式，县级医疗救助基金管理机构是医疗救助项目的主要管理者和实施者。

(2) 制定资金管理的财务管理规定、监督原则、监督制度和监督程序。

(3) 每月对资金运转情况进行监督，并针对出现的问题，对计划进行调整，严格防止资金挪作他用的情况发生。

项目投入

1. 制定详细“医疗扶贫计划”所需费用。
2. 收入快速评价和特困人口确定所需费用。
3. 培训县乡两级救助资金的管理者和服务提供者所需费用。
4. 运转扶贫救助计划和管理所需费用。
5. 对特困孕产妇和儿童实行医疗减免的费用。

第一年活动计划

1. 项目县制定详细的“医疗扶贫救助实施方案”。
2. 选择符合条件的部分试点县实施医疗扶贫救助计划（计划被世行和卫生部所接受）。

①项目宣传、动员和培训；

②建立专门的医疗扶贫救助资金账号和第一年资金的落实；

③确定扶贫救助对象和发放扶贫救助证明卡；

④对扶贫对象提供医疗救助服务。

3. 监督扶贫救助活动的实施，收集有关信息，总结经验。

附件二

医疗救助资金测算*

1. **测算假设条件**

为了制定医疗救助的资金计划，需要测算医疗救助资金的数量。现根据假设某项目县的基本情况和医疗救助的补偿比例，计算医疗救助资金的数量和各服务包的资金数量。

（1）人口状况

某县总人口 50 万，12.5 万家庭。按人口出生率 18/1000 计算，年孕产妇总数和婴儿总数各 9000 人。按占人口 10%计算，5 岁以下儿童总数 50 000 人。

按贫困家庭为总家庭数的 5%计算，贫困家庭中人口 25 000 人，贫困家庭 6250 户，年孕产妇和婴儿数各 450 人，年 5 岁以下儿童数 2500 人。

（2）患病情况

按高危妊娠发生率为 10%计算，年高危妊娠 900 人。

按产科急症发生率为 10%计算，年产科急症为 900 人。

按儿童中重度疾病发生率为 10%计算，年儿童中重度疾病人数为 250 人。

按贫困家庭为总家庭数的 5%计算，贫困家庭中，年高危妊娠数为 45 人，产科急症数为 45 人，中重度疾病儿童为 13 人。

（3）服务利用情况

① 按基本妇幼卫生保健服务（含产前检查、新法接生、产后访视、新生儿访视）服务利用率 100%计算，年服务利用人数为 9000 人。

② 按常规住院分娩率为 80%计算，年常规住院分娩为 7200 人。按高危妊娠住院分娩率为 100%计算，年高危妊娠住院人数为 900 人。

③ 按产科急症住院率为 80%计算，年产科急症住院人数为 720 人。按产科急症门诊利用率为 100%计算，年产科急症门诊人数为 45 人。

④ 按儿童中重度疾病住院率为 100%计算，年儿童住院人数为 250 人。按儿童中重度疾病门诊利用率为 80%计算，年中重度疾病儿童门诊为 200 人。

按贫困家庭为总家庭数的 5%计算，贫困家庭中利用基本妇幼卫生服务为 450 人，常规住院分娩为 360 人，高危妊娠住院分娩为 45 人，产科急症住院人数为 36 人，产科急症门诊为 45 人，中重度儿童住院人数为 13 人，中重度儿童门诊人数为 10 人。

（4）费用情况

① 假设基本妇幼卫生保健服务每人费用为 40 元，医疗救助补偿 100%。

② 假设常规住院分娩每人费用 200 元，医疗救助补偿 40%。假设高危住院分娩每人费用 800 元，医疗救助补偿 70%。

---

* 资料来源于《世界银行贷款卫生九项目妇幼卫生子项目项目实施计划》。

③ 假设产科急症住院费用每人 1000 元，医疗救助补偿 70%。假设产科急症门诊费用每人 200 元，医疗救助补偿 40%。

④假设儿童中重度疾病住院费用每人 800 元，医疗救助补偿 70%。假设儿童中重度疾病门诊费用每人 200 元，医疗救助补偿 40%。

2. **计算公式和测算结果**

医疗保健支出总量＝利用基本妇幼卫生保健人数×次均服务价格＋
利用常规住院分娩服务人数×次均服务价格＋
利用高危住院分娩服务人数×次均服务价格＋
利用产科急症住院服务人数×次均服务价格＋
利用产科急症门诊服务人数×次均服务价格＋
利用儿童中重度疾病住院服务人数×次均服务价格＋
利用儿童中重度疾病门诊服务人数×次均服务价格
＝450 人×40 元 ＋
360 人×200 元 ＋
45 人×800 元 ＋
36 人×1000 元 ＋
45 人×200 元 ＋
13 人×800 元 ＋
10 人×200 元
＝ 18000 ＋ 72000 ＋ 36000 ＋ 36000 ＋ 9000 ＋ 10400 ＋ 2000
＝ 183400（元）

医疗救助基金总量 ＝基本卫生保健支出总量×100% ＋
常规住院分娩支出总量×40% ＋
高危住院分娩支出总量×70% ＋
产科急症住院支出总量×70% ＋
产科急症门诊支出总量×40%＋
儿童中重度疾病住院支出总量×70% ＋
儿童中重度疾病门诊支出总量×40%
＝18000×100% ＋ 72000×40% ＋ 36000×70% ＋ 36000×70% ＋ 9000×40% ＋ 10400×70% ＋ 2000×40%
＝ 18000 ＋ 28800 ＋ 25200 ＋ 25200 ＋ 3600 ＋ 7280 ＋800
＝ 108880（元）

3. **结论**

按照项目县人口 50 万人口计算，参照卫生部统计报告的相关数据和国家卫生服务调查的相关数据，测算医疗救助资金的总量为 108880 元，人均 0.218 元，其中基本妇幼卫生服务为0.036元，住院分娩为0.108元，产科急症服务0.057元，儿童中重度疾病诊疗0.017元。详见表1。

表1　50万人口妇幼医疗救助资金测算

服务内容			利用服务人数	补偿比例	次均费用	总费用	救助资金	人均(元)
基本妇幼卫生服务			450	100	40	18000	18000	0.036
住院分娩	常规住院		360	40	200	72000	28800	0.058
	高危住院		45	70	800	36000	25200	0.050
产科急症	住院服务		36	70	1000	36000	25200	0.050
	门诊服务		45	40	200	9000	3600	0.007
儿童中重度疾病诊疗		住院服务	13	70	800	10400	7280	0.015
		门诊服务	10	40	200	2000	800	0.002
合计						183400	108880	0.218

附件三

卫生九项目贫困医疗救助部分工作照片

贵州卫生九项目照片

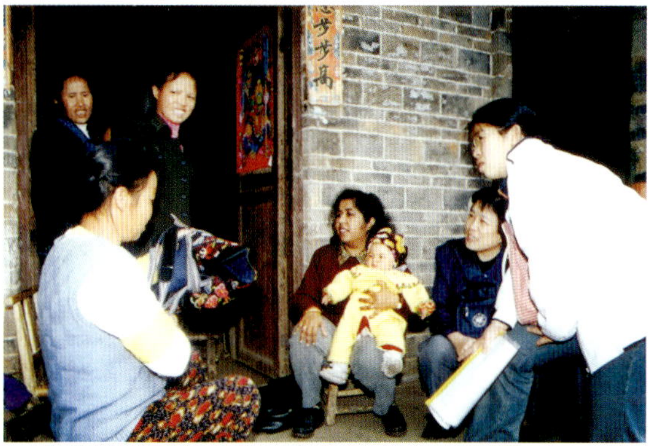

2002 年世行专家和卫生部贷款办官员到贵州独山县贫困
救助产妇家中了解情况

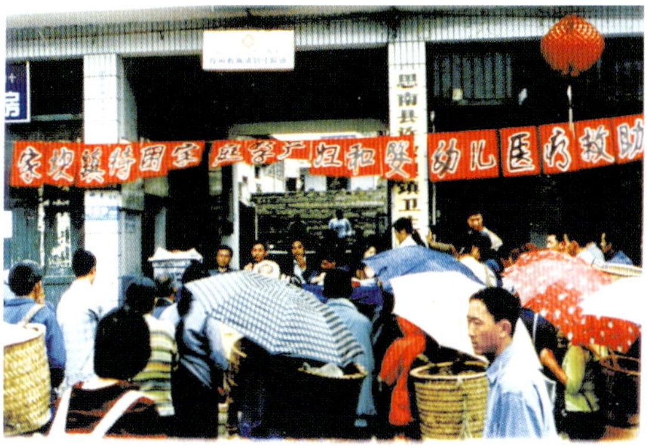

2003 年贵州思南县许家坝镇召开卫生九项目特困医疗
救助金发放现场

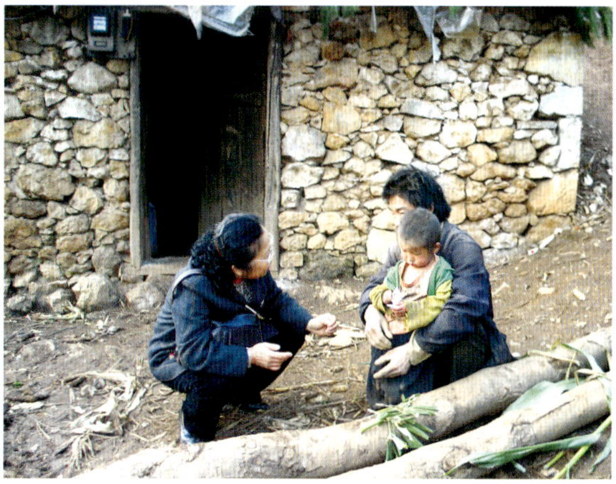

贵州省级专家到威宁县盐仓镇新发村了解贫困救助儿童
救助情况

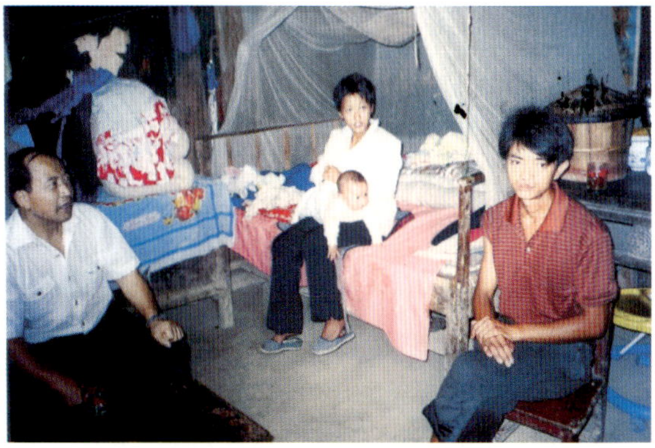

贵州息烽县卫生局项目办到贫困救助家庭了解情况

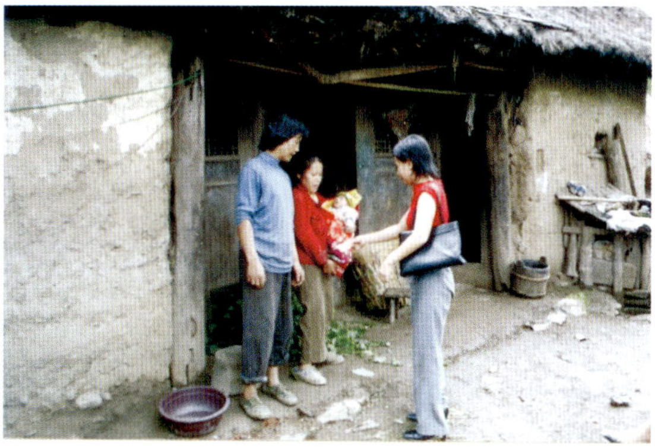

贵州黔西县卫生局项目办为贫困救助对象发放救助金

海南卫生九项目照片

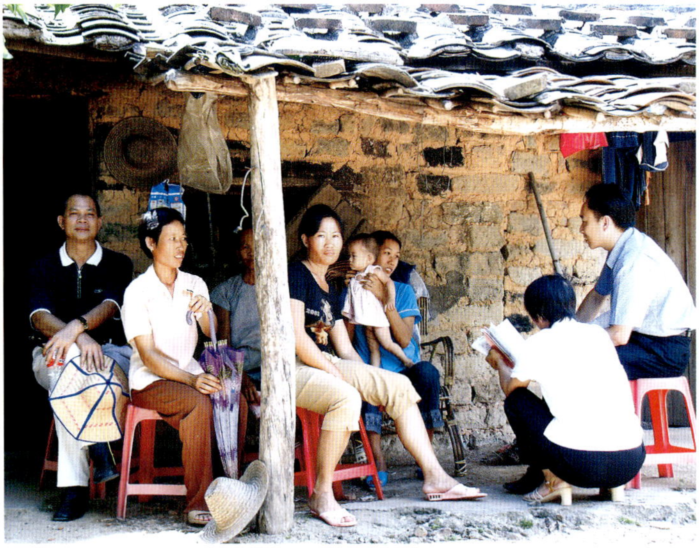

海南省妇幼保健院赵庆宪副院长、项目官员孙少文在保亭县什岭镇进行医疗救助现场调查

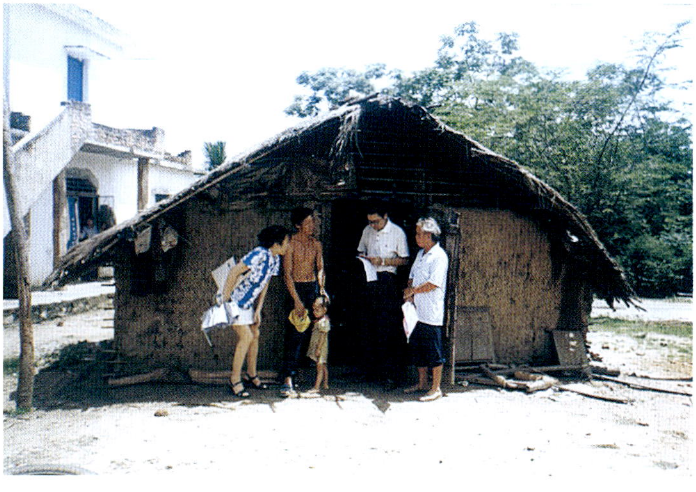

海南省卫生厅基妇处张巍副处长深入三亚市育才乡贫困户中进行医疗救助调查

湖南卫生九项目照片

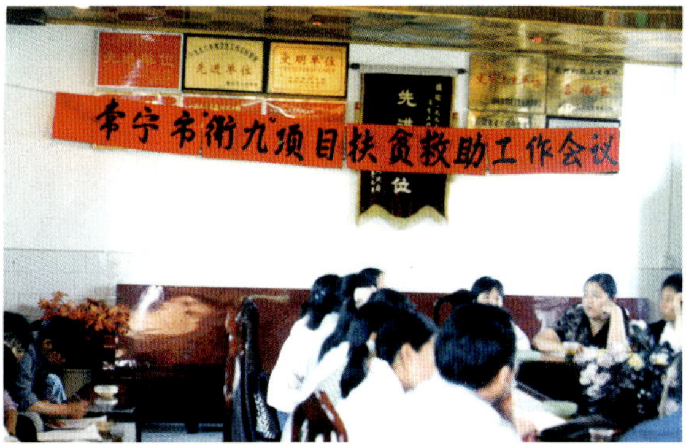

湖南常宁市卫生九项目扶贫救助工作会议

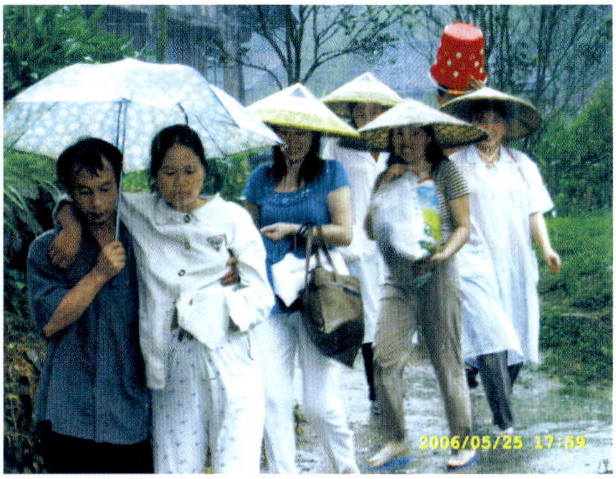

湖南通道县妇幼保健院医务人员冒雨到高危孕妇家中接诊

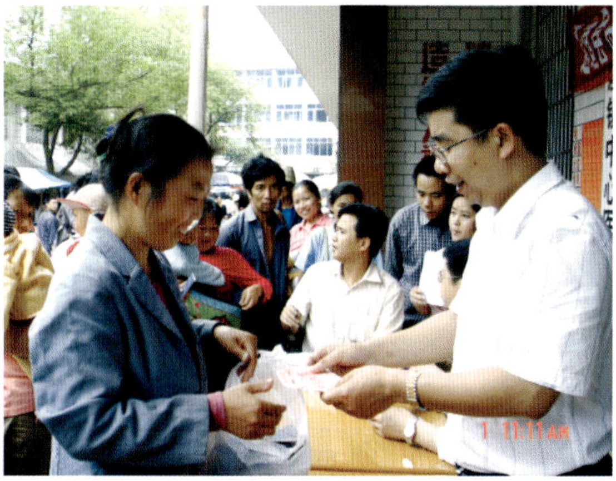

2005 年湖南通道县分管卫生的副县长亲自下乡为贫困孕产妇发放救助金

吉林卫生九项目照片

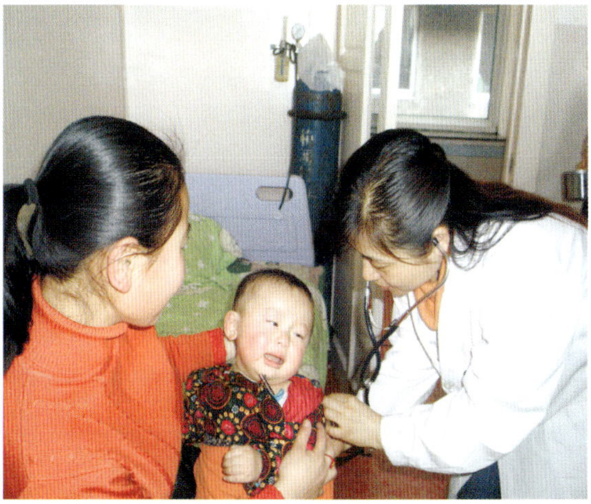

吉林辉南县医护人员为贫困家庭儿童体检

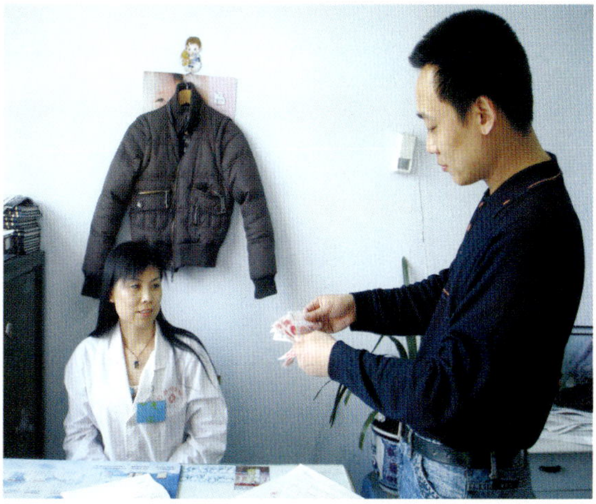

吉林辉南县贫困孕产妇家庭领取救助金

新疆卫生九项目照片

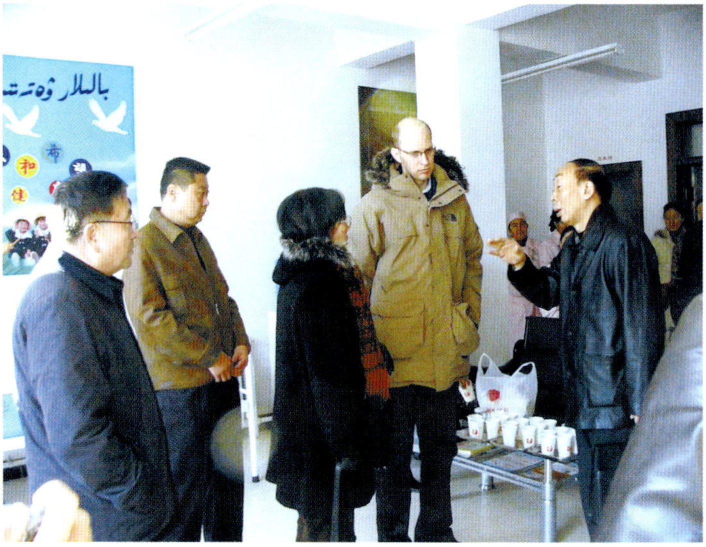

新疆自治区卫生厅张咏中副厅长、妇社处吕柏处长陪同世行官员及卫生部贷款办领导督导特困人群医疗救助工作

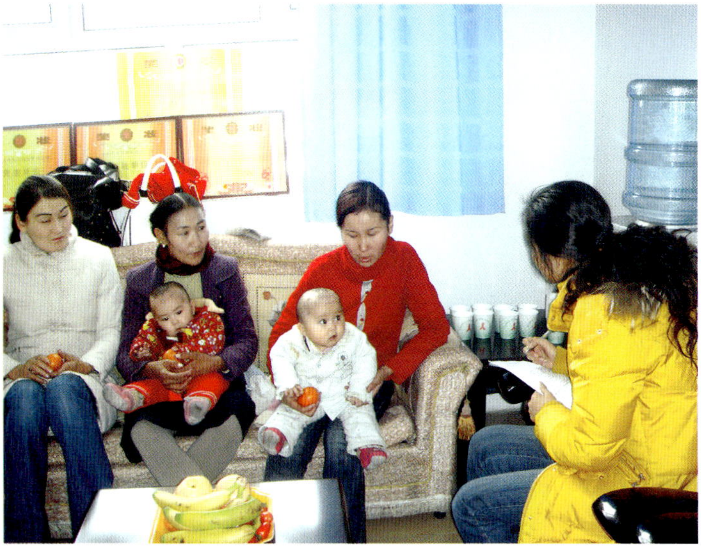

新疆自治区项目专家对得到医疗救助的孕产妇进行访谈